新编 中草药 彩色图鉴

张明　主编

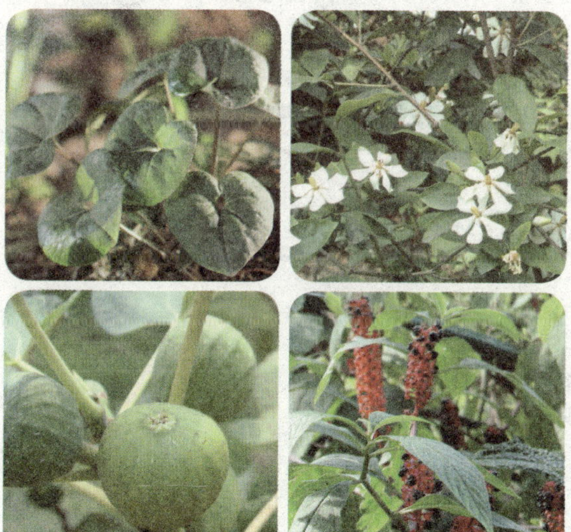

天津出版传媒集团
天津科学技术出版社

图书在版编目（CIP）数据

新编中草药彩色图鉴 / 张明主编 . -- 天津 : 天津科学技术出版社 , 2025. 4. -- ISBN 978-7-5742-2863-4
（2025.5 重印）

Ⅰ. R282.7-64

中国国家版本馆 CIP 数据核字第 2025ZT5473 号

新编中草药彩色图鉴
XINBIAN ZHONGCAOYAO CAISE TUJIAN
策划编辑：杨　譞
责任编辑：张　跃
责任印制：刘　彤
出　　版：天津出版传媒集团 / 天津科学技术出版社
地　　址：天津市西康路 35 号
邮　　编：300051
电　　话：（022）23332490
网　　址：www.tjkjcbs.com.cn
发　　行：新华书店经销
印　　刷：河北松源印刷有限公司

开本 720 × 1 020　1/16　印张 10　字数 145 000
2025 年 5 月第 1 版第 2 次印刷
定价：68.00 元

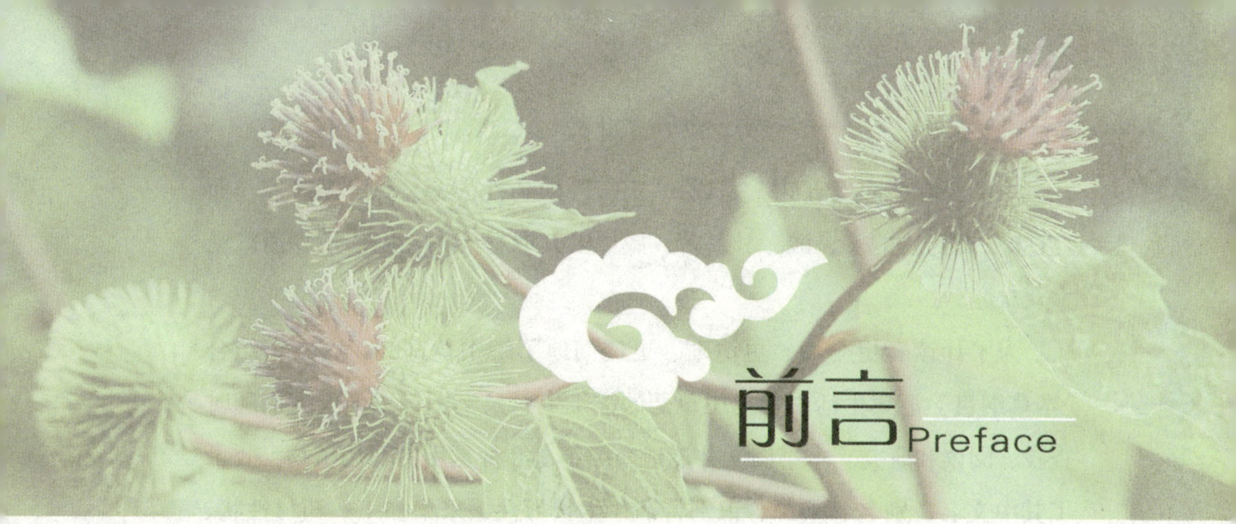

前言 Preface

中药主要由植物药、动物药和矿物药等组成。其中，植物药主要指的是以植物的部分或全体入药，包括植物的根、茎、叶、花、果实、种子；动物药主要以动物经加工后入药；矿物药主要是天然的矿物。在中药中，植物药占大多数，所以中药也称中草药，记载药物的书籍称为“本草”。

中国古代从“神农尝百草”起就对中草药和中医药学开展探索、研究和总结，经过几千年的发展使中草药得到了广泛的认同与应用。千百年来，中国人世代沿袭着借助中草药来养身疗疾的传统，中草药在人们与疾病的斗争中发挥了巨大的作用，保障了整个民族的健康，孕育了博大精深的中医药文化，并在世界上享有盛誉。历史上无数的医学家、药物学家呕心沥血，他们编纂的大量医药典籍成为世人攀登医药学的石阶，为中草药知识的普及与应用引领方向。以东汉时的《神农本草经》和明代的《本草纲目》最为经典，是我国重要的药物学专著。《神农本草经》是已知最早的本草著作，也是中医四大经典著作之一，于东汉时期集结整理成书，成书非一时，作者亦非一人。全书分三卷，共计收录了365种药物，以三品分类法，分上、中、下三品，文字简练古朴，成为中药理论精髓。《本草纲目》，共五十二卷，共计收录1892种药物、医方11096个、绘图1160幅，被誉为“东方药物巨典”，作为中国医药宝库中的珍贵遗产，对人类医学产生了极为深远的影响。

中草药有“四气五味”之说，“四气”即药性的寒、热、温、凉，而“五味”即药物的辛、酸、甘、苦、咸，以其取材天然、副作用少而广受大众欢迎。

为了让读者更全面、更清晰、更透彻地了解中草药知识，本书结合《本草纲目》汇集生活中常见中草药的详细资料及实图，以便于人们随时查找、阅读和研究。本书图文并茂地介绍了148种常用的药用植物，收录了其中文名、别名、来源、识别特征、生长习性、采集加工、药材性状、性味、药用功效、使用方法与药用宜忌等。书中文字简洁，且每种草药都有野外实拍大图及成品药材图可供参考，图片清晰、准确、真实，指导性强，近距离展示了中草药的真实面目，突出中草药野外实地与药材的识别。可供基层医药工作者，以及从事中草药教学、科研、栽培、炮制加工人员和广大中药销售人员、中医药爱好者参考使用。

目录 Contents

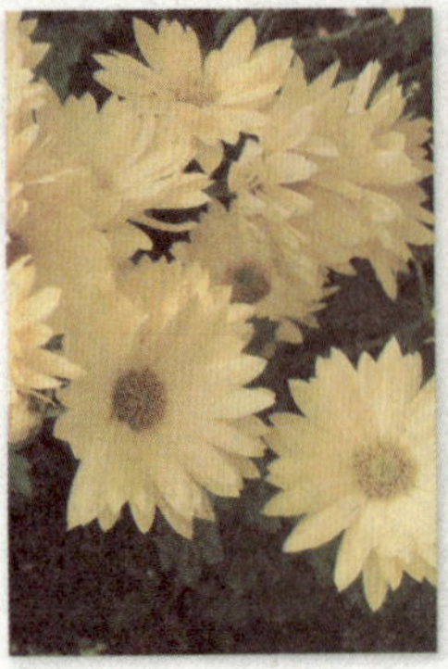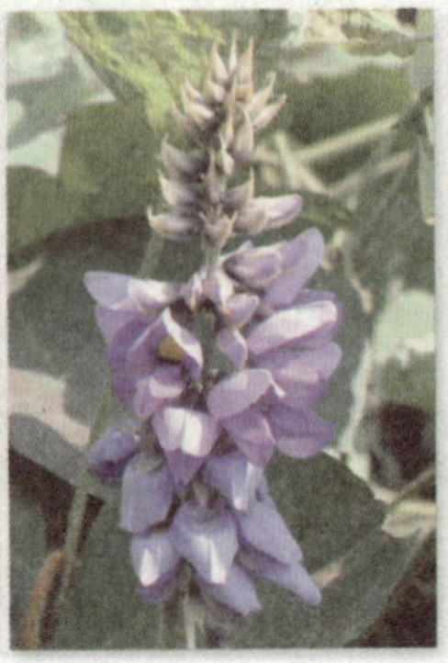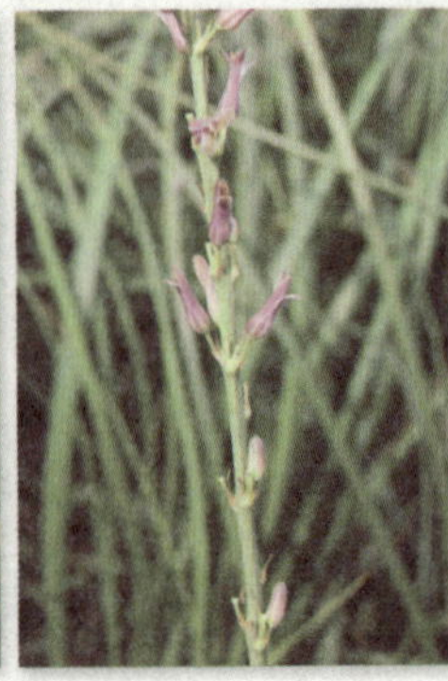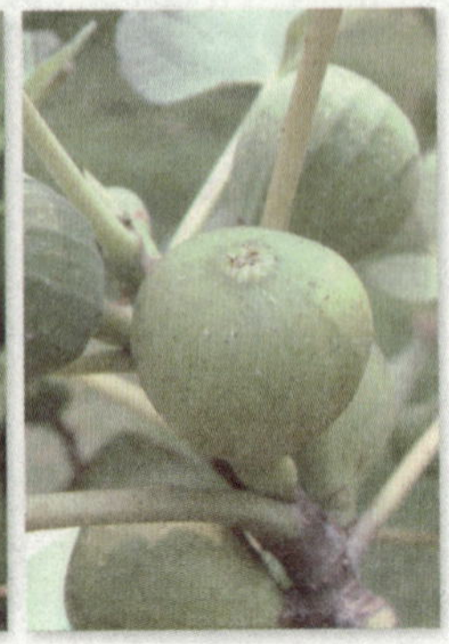

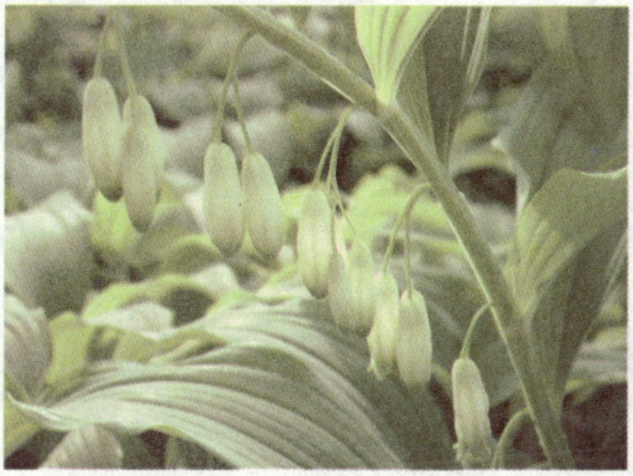

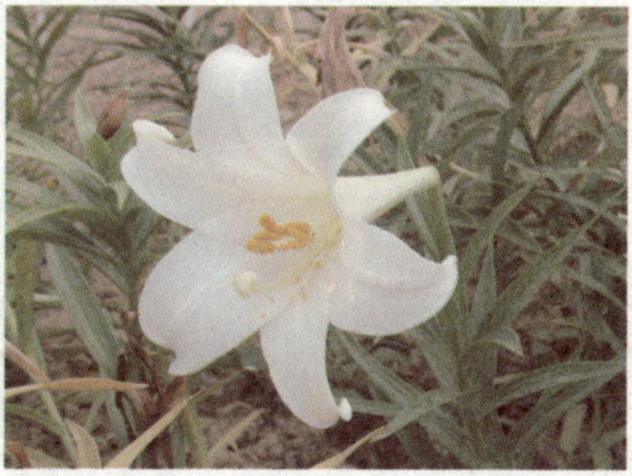

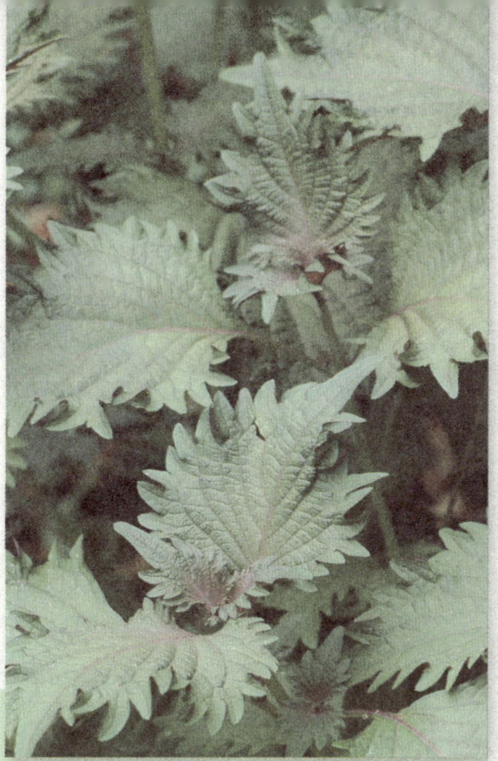

紫苏叶

别名 苏，苏叶，紫菜，白紫苏，香苏，苏麻，赤苏。

来源 为唇形科植物紫苏的叶或带叶嫩枝。

性味 温，辛。

采集与使用

采集加工： 7—9 月，枝叶茂盛时收割，摊在地上或悬于通风处阴干，干后将叶摘下即可。

药用功效： 散寒解表、行气化痰、安胎、解鱼蟹毒，主治风寒表证、咳嗽痰多、胸脘胀满、恶心呕吐、腹痛吐泻、胎气不和、妊娠恶阻、食鱼蟹中毒。

用药部位： 干燥叶或带叶嫩枝。

使用方法： 煎汤内服（不宜久煎）；外用时捣敷、研末擦或煎汤洗。

识别特征

一年生草本，高 30 ~ 200 厘米，具有特殊芳香气。茎直立，钝四棱形，多分枝，密被长柔毛。叶对生，具叶柄，叶片阔卵形、卵状圆形或卵状三角形，边缘具粗锯齿，叶下面有细油腺点。轮状花序，由 2 花组成偏向一侧呈假总状花序，顶生和腋生；花萼钟状，外有柔毛及腺点；花冠紫红色或淡红色，花冠筒内有环毛，二唇形，上唇微凹，下唇 3 裂。小坚果近球形，灰棕色或黄褐色，有网纹。

药材性状

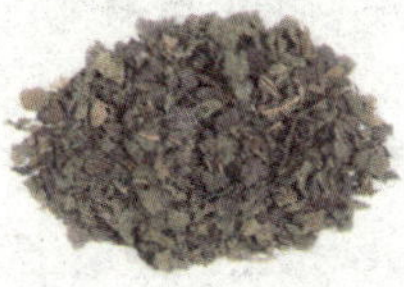

叶片多皱缩卷曲、破碎，完整者展开后呈卵圆形。

生长习性

喜温暖、湿润气候，在阳光充足的环境下生长旺盛，产量较高。以疏松、肥沃、排灌方便的壤土栽培为宜。主产于湖北、河南、四川、江苏、广西、广东、浙江、河北、山西等地，以广东、广西、湖北、河北等地所产者品质佳。

药用宜忌

阴虚、气虚及温病者慎服。

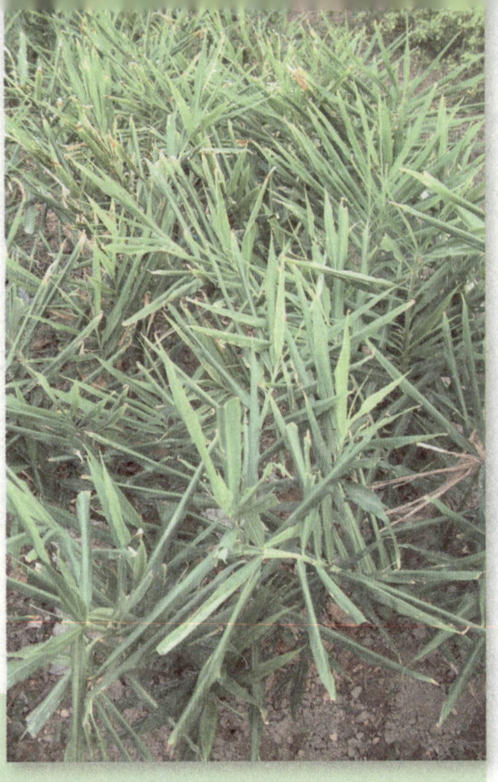

生姜

别名 均姜。

来源 为姜科姜属植物姜的新鲜根茎。

性味 温，辛。

识别特征

多年生草本，高 40 ~ 100 厘米。根茎肉质肥厚，有浓厚的辛辣气味。叶互生，排成 2 列，无柄，有长梢，抱茎；叶片披针形至线状披针形，先端渐尖，基部狭，光滑无毛。花葶自根茎中抽出，长约 20 厘米；穗状花序椭圆形，稠密；苞片卵圆形，淡绿色，边缘淡黄色，先端有小尖头；花萼管状，长约 1 厘米；花冠绿黄色，裂片披针形，唇瓣长圆状倒卵形，黄绿色。蒴果 3 瓣裂，种子黑色。

生长习性

生姜喜温暖湿润的环境条件，不耐低温霜冻，怕潮湿、怕强光直射。宜选择坡地和稍阴的地块栽培，以土层深厚、疏松、肥沃、排水良好的砂壤土至重壤土为宜。

药用宜忌

阴虚内热者及实热证者忌服。

采集与使用

采集加工： 10—12 月茎叶枯黄时采挖，除去须根及泥沙，晒干。

药用功效： 散寒解表、降逆止呕、化痰止咳、解诸毒，主治风寒感冒、恶寒发热、头痛鼻塞、呕吐、反胃、痰饮喘咳、泄泻，解半夏、天南星、鱼蟹、鸟兽肉毒。

用药部位： 新鲜根茎。

使用方法： 煎汤内服，或捣汁冲服；外用时捣敷擦患处或绞汁调擦。

药材性状

根块呈扁平不规则的块状，有分枝，表面黄白色或灰白色。质脆，易折断。气芳香，味辛辣。

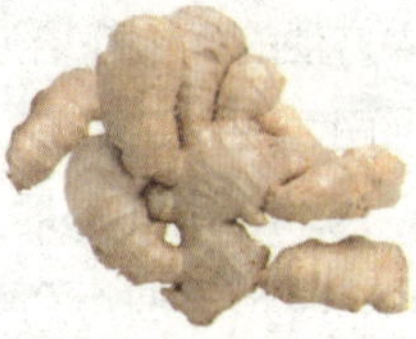

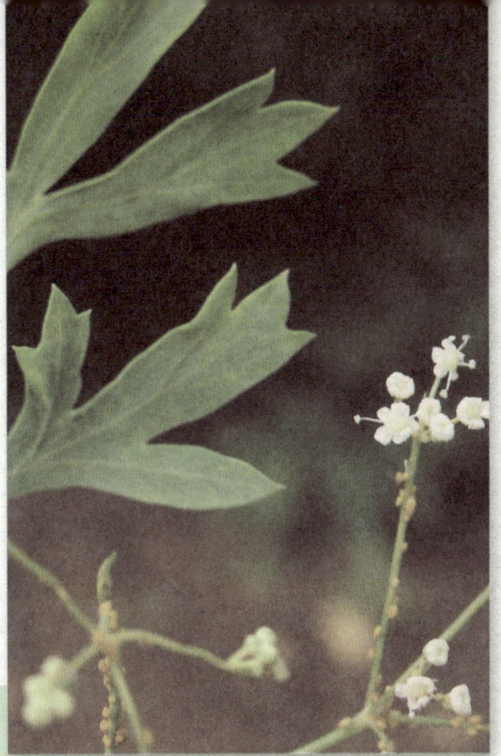

防风

别名 铜芸，回云，回草，百枝，百韭，百种，屏风，风肉。

来源 为伞形科防风属植物防风的根。

性味 微温，辛、甘。

识别特征

多年生草本，30 ~ 80 厘米。根粗壮，长圆柱形，有分枝，淡黄棕色纹。茎单生，有细棱。基生叶丛生，有扁长的叶柄，基部有宽叶鞘，稍抱茎；叶片卵形或长圆形；顶生叶简化，有宽叶鞘。复伞形花序多数，生于茎和分枝顶端；无总苞片；小伞形花序，线形或披针形；萼齿三角状卵形；花瓣倒卵形，白色，无毛，先端微凹，具内折小舌片。双悬果狭圆形或椭圆形，幼时有疣状突起，成熟时渐平滑。

生长习性

喜阳光充足、凉爽干燥的气候，耐寒、耐干旱，忌水涝。防风为生根性植物，宜选土层深厚、疏松肥沃、排水良好的砂质壤土栽培，不宜在酸性大、黏性重的土壤中种植。分布于华北、东北及山东、陕西、甘肃、宁夏等地。

采集与使用

采集加工： 一般于栽种 2—3 年的 10 月上旬采挖，晒至九成干时，按粗细长短分别扎成小捆，再晒或炕干。

药用功效： 解表祛风、除湿、止痉，主治感冒头痛、风湿痹痛、风疹瘙痒、破伤风等症。

用药部位： 干燥根。

使用方法： 煎汤内服，或研末入丸、散，也可研末调敷。

药材性状

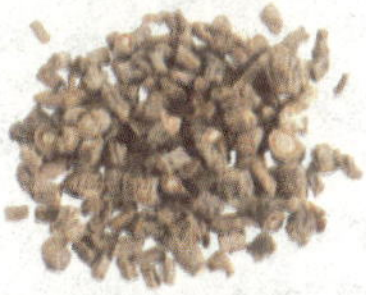

干燥根呈长圆锥形或长圆柱形。表面灰棕色，粗糙。质松，易折断。

药用宜忌

阴虚火旺、血虚发痉者慎用。

白芷

别名 川白芷。

来源 为伞形科当归属植物杭白芷的干燥根。

性味 温，辛。

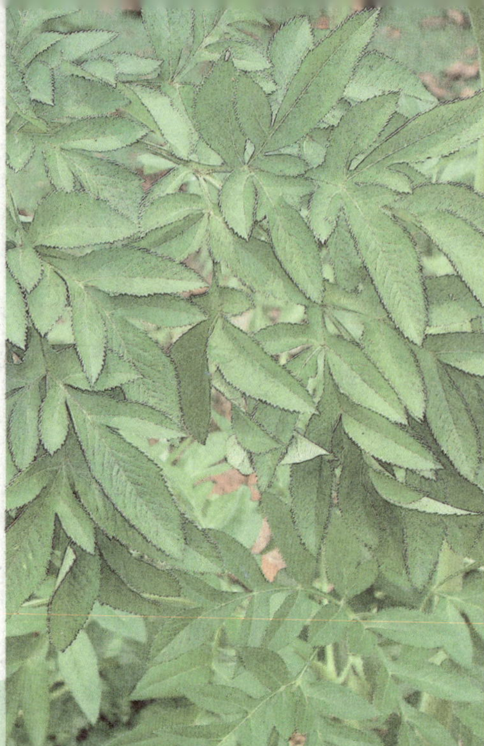

采集与使用

采集加工： 春播在当年 10 月中下旬，秋播于翌年 8 月下旬，当地上部分枯萎后采收。先割去茎叶，然后取出白芷根，抖去泥土，晒干或烘干即可入药。

药用功效： 祛风散寒、通窍止痛、消肿排脓、燥湿止带。

用药部位： 根。

使用方法： 煎汤内服，或入丸、散，外用时研末调敷。

识别特征

多年生草本，根圆锥形，茎和叶鞘均为黄绿色。叶互生，茎下部的叶大，叶柄长，基部扩大呈鞘状，抱茎，2 ~ 3 回羽状分裂，深裂或全裂，最终裂片呈阔卵形、卵形或长卵形；茎中部叶小，上部的叶仅存卵形囊状的叶鞘。总苞缺或呈 1 ~ 2 片膨大的鞘状苞片，小总苞狭披针形，比花梗长或等长；花萼缺；花瓣卵状披针形。果实长圆形至卵圆形，黄棕色，有时带紫色。

药材性状

根呈长圆锥形，表面灰棕色或黄棕色，质坚实。

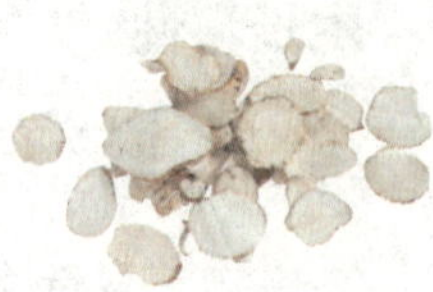

生长习性

白芷喜温暖湿润气候，耐寒。宜在阳光充足、土层深厚、疏松肥沃、排水良好的砂质壤土栽培。种子在恒温下发芽率低，在变温下发芽较好，以 10 ~ 30℃变温为佳。

药用宜忌

血虚有热及阴虚阳亢头痛者禁服。

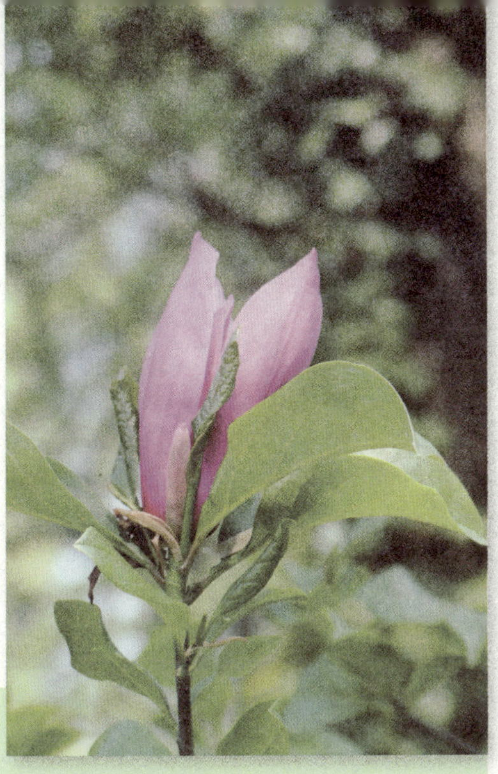

辛夷

别名 紫玉兰，木兰，木笔。

来源 木兰科木兰属紫玉兰的干燥花蕾。

性味 温，辛。

采集与使用

采集加工： 在早春花蕾未开放时采摘，剪去枝梗，烘干或晒干即可。

药用功效： 治头痛、鼻窦炎等，并有降压的功效。

用药部位： 干燥花蕾。

使用方法： 煎汤内服，也可入丸、散；外用时研末塞鼻或用水浸液、蒸馏液滴鼻。

药材性状

花蕾呈倒圆锥状。质脆易破碎，有特殊香气。

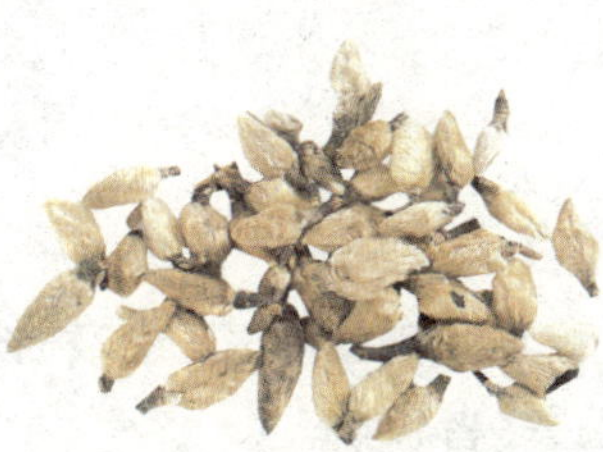

识别特征

落叶大灌木，高达3～5米，常丛生。芽有灰褐色细毛。小枝紫褐色。叶倒卵形或椭圆状卵形，顶端急尖或渐尖，基部楔形，背面沿脉有柔毛。一般是先开花后长叶，少量花叶同放。花呈钟状，披针形，淡紫褐色，长2～3厘米；花瓣6，长圆状倒卵形，外面紫色或紫红色，内面白色；花丝和心皮紫红色；花柱1，顶端尖，微弯。聚合果长圆形，长7～10厘米，淡褐色。

生长习性

原产湖北，现全国各地均有栽植。喜光，较耐寒。

药用宜忌

阴虚火旺者忌服。

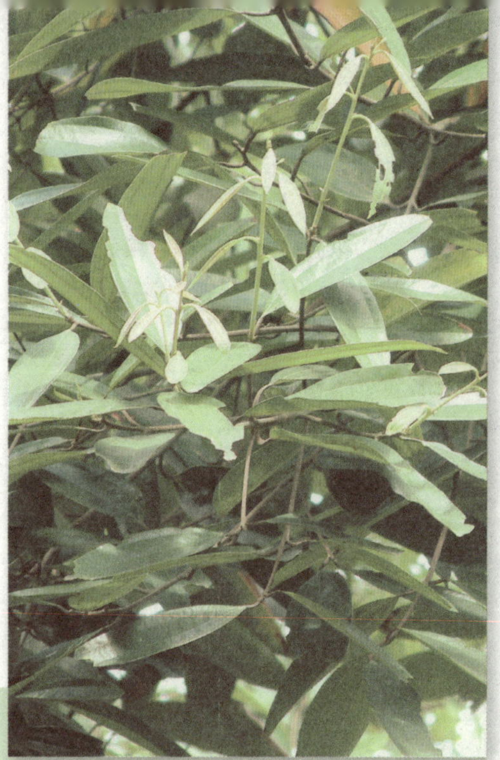

桂枝

别名 柳桂，肉桂。

来源 为樟科樟属植物肉桂的干燥嫩枝。

性味 温，辛、甘。

采集与使用

采集加工： 肉桂定植 2 年后于 7—8 月剪取嫩枝，去叶，截成长 30—100 厘米的小段，晒干或阴干，生用。

药用功效： 发汗解表、温经通脉、通阳化气，治风寒表证、肩背肢节酸痛、胸痹痰饮、经闭。

用药部位： 干燥嫩枝。

使用方法： 煎汤内服，也可研末入丸、散。

药材性状

干燥嫩枝呈圆柱形，外表棕红色或紫褐色。质硬而脆，易折断。气清香，味甜微辛。

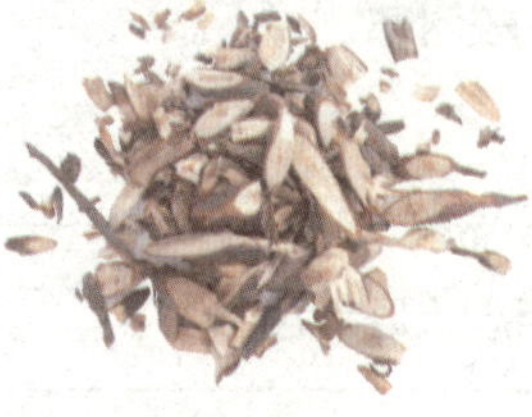

识别特征

常绿乔木，高 12 ~ 17 米，芳香，树皮灰褐色，枝条被灰黄色短柔毛。叶互生或近对生，叶片长椭圆形或近披针形。圆锥花序腋生或近顶生，被黄色绒毛。花两性，白色，被黄褐色短绒毛，花被倒筒锥，花被裂片卵状，先端钝或锐尖。果实椭圆形，显紫色，无毛。

生长习性

适宜生长热带与南亚热带高温高湿地区，不耐寒，冬季 0℃以下易受冻害。分布于福建、广东、广西、海南、云南等地。

药用宜忌

凡温热病、阴虚阳盛及血热妄行、月经过多者忌服。

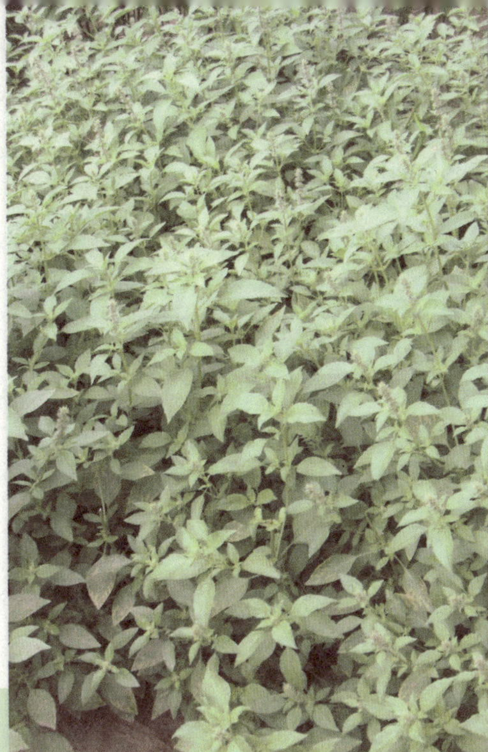

心叶荆芥

别名 假苏，假荆芥，山藿香，小荆芥，西藏土荆芥，樟脑草，荆芥。

来源 为唇形科荆芥属植物心叶荆芥的全草。

性味 凉，辛。

采集与使用

采集加工： 7—9 月割取地上部分，晒干或阴干，切段用。也可鲜用。

药用功效： 疏风清热、活血止血，主治外感风热、头痛、咽喉肿痛、麻疹透发不畅、吐血、衄血、外伤出血、跌打肿痛、疮痈肿痛、毒蛇咬伤。

用药部位： 干燥的全草。

使用方法： 煎汤内服，也可研末入丸、散；外用时鲜品捣敷、研末调敷或煎水洗。

识别特征

多年生草本，高 40 ~ 150 厘米。茎直立，四棱形，基部木质化，被白色短柔毛。叶对生；叶片卵状或三角状心形，先端钝或锐尖，基部心形或截形，边缘具粗圆齿，两面被短柔毛。聚伞花序二歧状分枝；小苞片短于花萼；花萼筒状，外面被白色短毛；花冠白色，下唇有紫点，上唇短，先端浅凹，下唇 3 裂，中裂片近圆形，边缘具粗牙齿，侧裂片圆裂片状。小坚果卵形，灰褐色。

药材性状

茎方形，四面有纵沟，上部多分枝。气芳香，味微涩而辛凉。

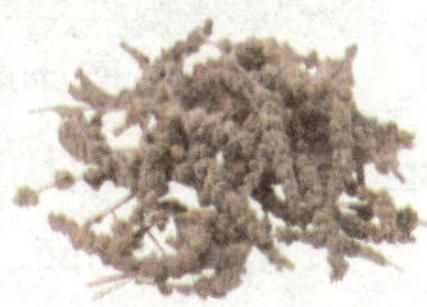

生长习性

生于灌丛中，亦有栽培，喜排水良好、地势高的土壤，适宜温度为 15 ~ 25℃。分布于西南及河北、山西、山东、河南、湖北、西藏、陕西、甘肃、新疆等地。

药用宜忌

表虚自汗、阴虚头痛者忌服。发表透疹消疮宜生用，止血宜炒炭用。

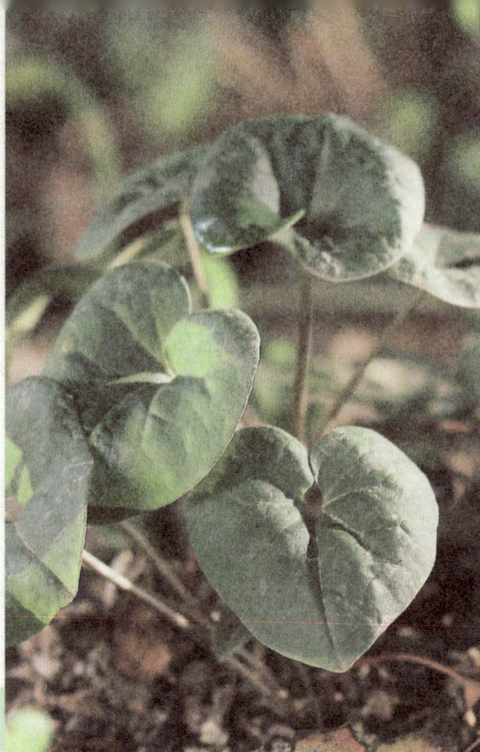

细辛

别名 白细辛，金盆草，大药，盆草细辛，山人参，马蹄香。

来源 为马兜铃科细辛属植物华细辛的带根全草。

性味 温，辛。小毒。

识别特征

多年生草本，高约 30 厘米。根茎较长，横走，密生须根，节间短，捻之有辛香。叶 1 ~ 2 片，叶片肾状心形，长 7 ~ 14 厘米，宽 6 ~ 11 厘米，顶端锐尖或长锐尖，基部深心形，边缘有粗糙细毛，两面疏生短柔毛；叶柄长 10 ~ 15 厘米。花单生于叶腋。花被筒质厚，筒部扁球形，顶端 3 裂，裂片平展；雄蕊 12，花丝长于花药；子房下位，花柱 6。蒴果肉质，近球形。

生长习性

喜阴凉湿润，忌强光与干旱，耐严寒，宜在背阴坡富含腐殖质的疏松肥沃土壤中生长，易积水的黏重土壤及涝洼地均不宜栽培。分布于山东、山西、河南、黑龙江、甘肃等地。

药用宜忌

阴虚、血虚、气虚多汗及火升炎上者禁服。

采集与使用

采集加工： 移栽 3—5 年，直播 5—6 年采收。9 月中旬挖出全部根须，每 1—2 克捆成一把，放阴凉处阴干后打包入库。

药用功效： 祛风散寒、止痛、温肺化饮、开窍，主治风冷头痛、鼻炎、齿痛、痰饮咳逆、风湿痹痛。

用药部位： 带根全草。

使用方法： 煎汤内服，也可研末入丸、散；外用时研末吹入鼻内或煎水含漱。

药材性状

根细长，密生节上，表面灰黄色，平滑或具纵皱纹，质脆易折断。

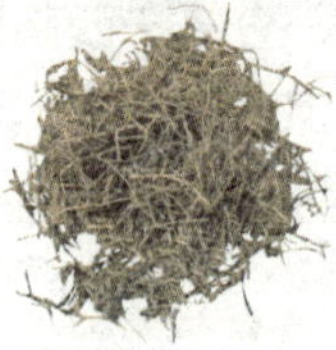

苍耳子

别名 耳实，羊负来，只刺，道人头，苍耳实，牛虱子，野茄子，刺儿棵，疔疮草，粘粘葵。

来源 为菊科苍耳属植物苍耳带总苞的果实。

性味 温，辛、苦。有小毒。

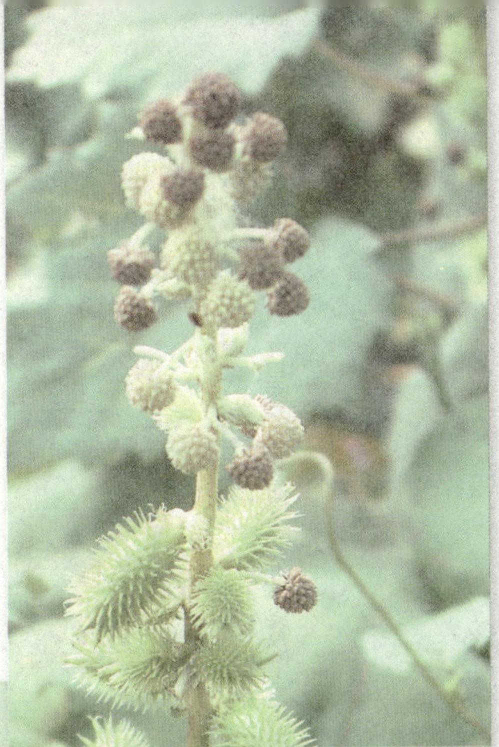

采集与使用

采集加工： 9—10 月割取地上部分，打下果实，晒干，去刺，生用或炒用。过量服用易致中毒。

药用功效： 祛风解表、宣通鼻窍、除湿止痛，主治风寒头痛、鼻渊、齿痛、风寒湿痹、四肢挛痛、疥癞、瘙痒。

用药部位： 带总苞的果实。

使用方法： 煎汤，也可研末入丸、散。

药材性状

果实呈纺锤形，表面黄棕色或黄绿色，全体有钩刺。气微，味微苦。

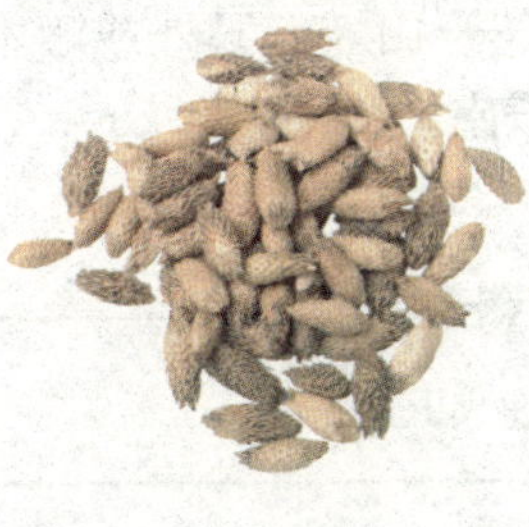

识别特征

全体密被白色短毛。茎直立。单叶互生，具长柄，叶片三角状卵形或心形。头状花序顶生或腋生，花单性，雌雄同株，雄花序球状，总苞片 1 裂；花托长圆形；花冠管状，先端 5 裂；雄蕊 5 个，花药近于分离，花丝连合；雌花序总苞片 2 ~ 3 列，椭圆形，结合成一个囊状体，表面有刺，先端具 2 喙含小花 2 朵。无花冠，子房下位，柱头 2 深裂。瘦果纺锤形，包在有刺的总苞内。

生长习性

常喜温暖稍湿润的气候，以疏松肥沃、排水良好的砂质壤土栽培为宜。

药用宜忌

血虚之头痛、痹痛者忌服。过量服用易致中毒。

千只眼

别名 九里香，臭漆，透光草。

来源 为芸香科九里香属植物四数花九里香的叶和根。

性味 微温，辛、微苦。

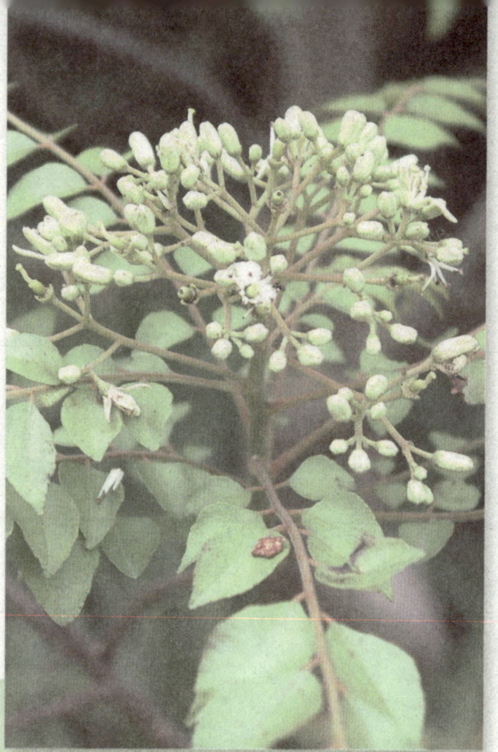

采集与使用

采集加工：7—10 月采收，根切片晒干；叶鲜用或晒干。

药用功效：祛风解表、行气活血，主治感冒发热、咳嗽、哮喘、胃痛、风湿痹痛、筋骨疼痛、跌打瘀肿、皮肤瘙痒、湿疹等。

用药部位：干燥叶和根。

使用方法：煎汤内服，也可泡酒服；外用时以叶煎水洗患处。

识别特征

落叶小乔木，高 3 ~ 7 米，小枝有细小的皮孔。奇数羽状复叶互生，叶柄及叶轴浑圆；小叶柄长 2 ~ 4 毫米，小叶 6 ~ 11 片，呈长圆状披针形或狭长圆形，长 2 ~ 5 厘米，宽 0.8 ~ 2 厘米，先端渐狭长尖头，基部为狭楔形，全缘，两面无毛。顶生伞房花序，花瓣 4，白色，长圆形；雄蕊 8，长短相间；子房上位，长圆形。浆果淡红色，圆球形，有腺点，每果有种子 1 ~ 2 颗。

药材性状

干燥茎细圆形，横切面中心颜色较淡，质坚硬，气香。

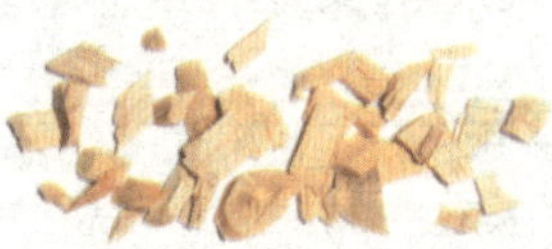

生长习性

生长于山坡向阳处或灌木丛中，分布于云南。

药用宜忌

阴虚火旺者忌用。

薄荷

别名 蕃荷菜，菝蔺，南薄荷，猫儿薄苛，升阳菜，夜息花。

来源 为唇形科薄荷属植物薄荷的全草或叶。

性味 凉，辛。

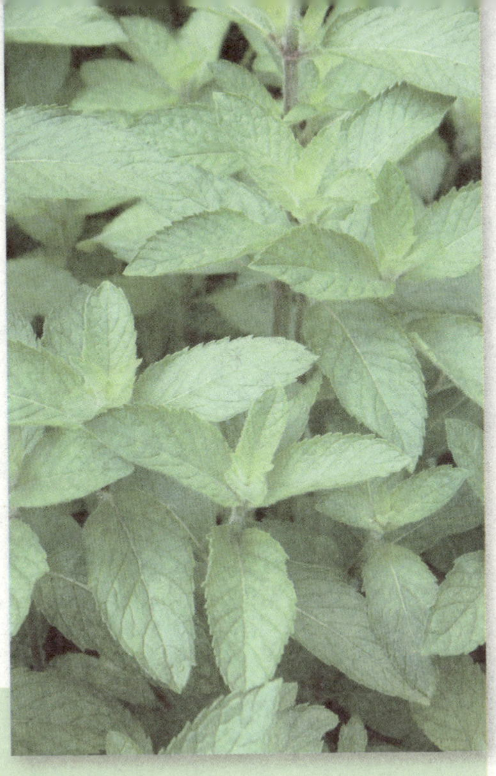

采集与使用

采集加工： 收获期因地而异，大部分产区每年收割2次，第一次（头刀）在小暑至大暑间，第二次（二刀）于寒露至霜降间。广东、广西等温暖地区一年可收割3次。割取全草，鲜用或晒干切段用。

药用功效： 疏风清热、清头爽目、发表透疹、清利咽喉、解毒、疏肝解郁。

用药部位： 全草或叶。

使用方法： 煎汤内服，也可研末入丸、散；外用时捣汁或煎汁涂患处。

药材性状

表面紫棕色或淡绿色，棱角处具茸毛，质脆。

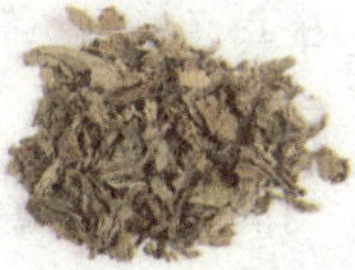

识别特征

多年生芳香草本，茎直立，高30～80厘米。茎锐四棱形，被逆生的长柔毛及腺点。单叶对生，叶片长卵形至椭圆状披针形，先端锐尖，基部阔楔形，边缘具细尖锯齿。轮伞花序腋生，轮廓球形；花柄纤细，略被柔毛或近无毛；花萼管状钟形；花冠淡紫色至白色，花冠喉内部被微柔毛。小坚果长卵球形，长约1毫米，藏于宿萼内，黄褐色或淡黄褐色。

生长习性

一般土壤均能种植，以砂质壤土、冲积土为好。最适宜温度为25～30℃，性喜阳光。

药用宜忌

阴虚血燥、表虚汗多者忌服。

菊花

别名 节华，日精，女节，女华，女茎，更生，甘菊，真菊，金蕊，馒头菊，簪头菊，甜菊花，药菊。

来源 为菊科菊属植物菊的头状花序。

性味 微寒，辛、甘、苦。

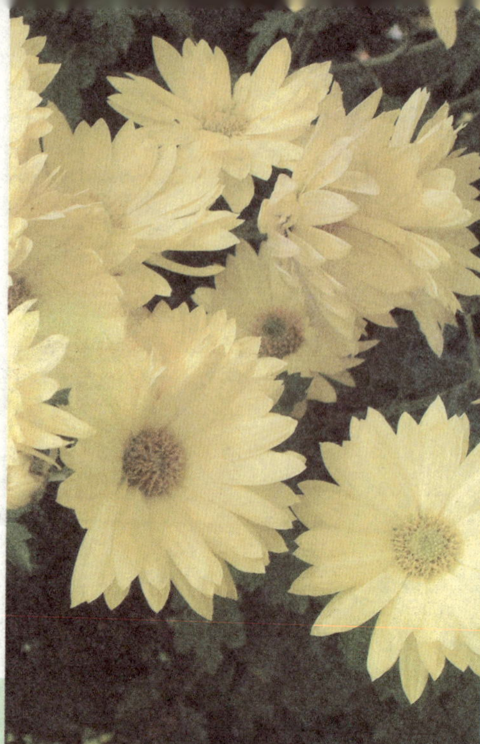

采集与使用

采集加工： 10 月下旬至 11 月上旬待花瓣平展，有 80%的花心散开时，晴天露水干后分批采收。采下鲜花，切忌堆放，须及时干燥或薄摊于通风处。

药用功效： 发散风热、清肝明目、平抑肝阳、清热解毒，主治头痛、眩晕、目赤、心胸烦热、疔疮。

用药部位： 干燥花蕾。

使用方法： 煎汤内服，泡茶，研末入丸、散；外用时煎水洗或捣烂敷。

药材性状

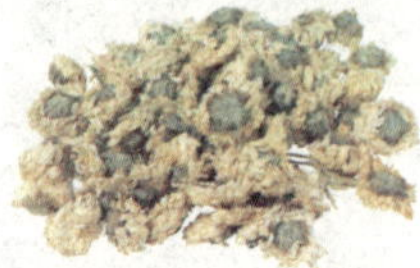

头状花序，外层为数层舌状花。气清香，味淡、微苦。

药用宜忌

气虚胃寒、食少泄泻之病宜少用之。

识别特征

多年生草本，60 ~ 150 厘米，茎直立，全体密被白色绒毛。茎基部稍木质化，略带紫红色，幼枝略具棱。叶互生，有短柄，卵形或卵状披针形，先端钝，基部近心形或阔楔形，边缘通常羽状深裂，裂片具粗锯齿或重锯齿，两面密被白绒毛。头状花序顶生或腋生，单个或数个集生于茎枝顶端；总苞多层，外层绿色，条形，边缘膜质透明，外面被柔毛；舌状花白色、红色、紫色或黄色。瘦果不发育。

生长习性

喜温暖湿润、阳光充足的气候，忌荫蔽，尤其在开花期间，需要充足的日照时间。耐寒，稍耐旱，忌水涝，喜肥。最适生长温度 18 ~ 21℃。对土壤要求不严，以地势高、土层深厚、富含腐殖质、排水良好的壤土栽培为宜。

葛根

别名 鸡齐根，干葛，甘葛，粉葛，葛麻茹，葛子根，葛条，葛藤等。

来源 为豆科葛属植物野葛的干燥根。

性味 凉，辛、甘。

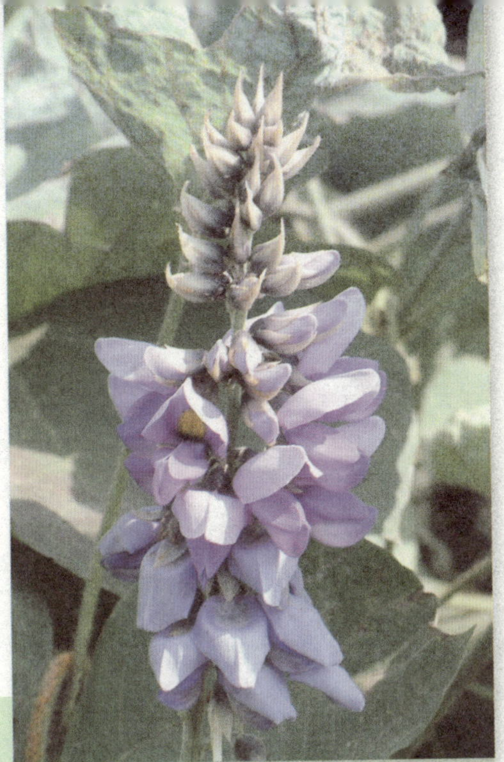

采集与使用

采集加工： 秋冬两季采挖，洗净，除去外皮，切片，晒干或烘干，生用或煨用。广东、福建等地切片后，用盐水、白矾水或淘米水浸泡，再用硫黄熏后晒干，色较白净。

药用功效： 解肌退热、透发麻疹、生津止渴、升阳止泻、解酒。根含黄酮，还有降血糖、血压、扩张心脑血管、丰乳细腰的作用。

用药部位： 干燥根。

使用方法： 煎汤内服。

药材性状

干燥根呈纵切的长方形厚片，黄白色，纹理不明显。质韧。无臭，味微甜。

识别特征

多年生落叶藤本，长 10 米，全株被黄褐色粗毛。块根肥厚，圆柱状，外皮灰黄色，内部粉质，纤维性很强。叶互生，具长柄，顶端小叶的柄较长，叶片菱状圆形；侧生小叶较小，偏椭圆形或偏菱状椭圆形。总状花序腋生，总花梗密被黄白色绒毛；花密生；苞片狭线形；花萼 5 齿裂，萼齿披针形；子房线形，花柱弯曲。种子卵圆形而扁，赤褐色，有光泽。

生长习性

适应性强，在向阳湿润的荒坡、林边都可栽培，以深厚、肥沃、疏松的砂质土壤栽培较好。全国各地均产。

药用宜忌

表虚多汗与虚阳上亢者慎用。

牛蒡子

别名 恶实，鼠粘子，黍粘子，大力子，蝙蝠刺，毛然然子，黑风子，毛锥子，编粘苍子。

来源 为菊科牛蒡属植物牛蒡的成熟果实。

性味 寒，辛、苦。

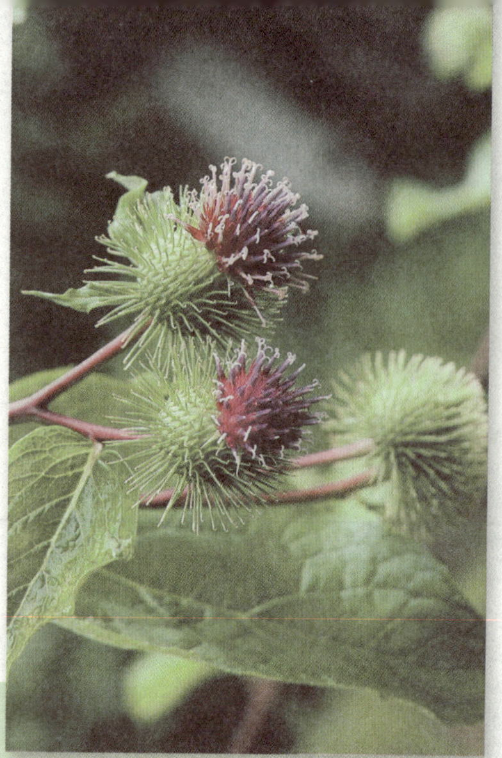

识别特征

二年生草本，高 1 ~ 2 米。根粗壮，肉质，圆锥形。茎直立，上部多分枝，带紫褐色。基生叶丛生，有长柄；茎生叶互生。头状花序簇生于茎顶或排列成伞房状；总苞球形，由多数覆瓦状排列之苞片组成，苞片线形，基部密接，先端延长而成针状，末端钩曲；花冠先端 5 浅裂，裂片呈狭长三角形，下部连合成筒状。瘦果呈长圆形或长圆状倒卵形，灰褐色，具纵棱，冠毛短刺状，淡黄棕色。

生长习性

喜温暖湿润气候，耐寒、耐旱，怕涝。种子发芽适宜温度为 20 ~ 25℃，发芽率为 70% ~ 90%。以土层深厚、疏松肥沃、排水良好的砂质土壤栽培为宜。

药用宜忌

气虚色白、大便泄泻者慎服之。

采集与使用

采集加工：7—8 月果实成熟时，分批采集，堆积 2—3 天，曝晒干，打出果实，除去杂质，再晒至全干。生用或炒用，用时捣碎。

药用功效：疏散风热、宣肺透疹、消肿解毒、利咽散结，主治风热咳嗽、咽喉肿痛、斑疹不透、风疹作痒、痈肿疮毒。

用药部位：果实。

使用方法：煎汤内服（宜捣碎），也可研末入丸、散；外用时煎水含漱。

药材性状

果实呈长倒卵形，略扁，微弯曲。果皮较硬，折断后可见子叶两片。无臭，味苦微辛。

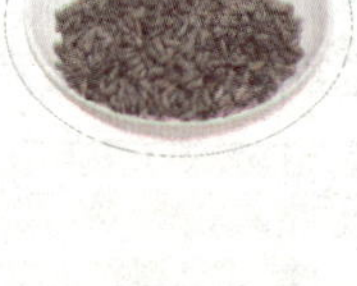

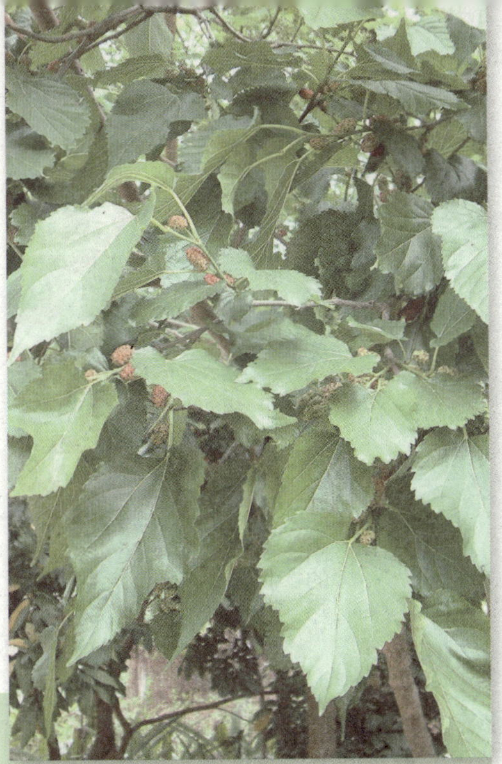

桑叶

别名 铁扇子，蚕叶。

来源 为桑科桑属植物桑的叶。

性味 微寒，甘、苦。

采集与使用

采集加工： 10—11月，霜后采收，除去杂质，晒干，生用或炙用。

药用功效： 发散风热、润肺止咳、清肝明目，主治风热感冒、肺热燥咳、头晕头痛、目赤昏花。

用药部位： 干燥叶。

使用方法： 煎汤内服，也可研末入丸、散；外用时煎水洗或捣敷。

药材性状

叶多皱缩。质脆。气微，味淡、微苦涩。

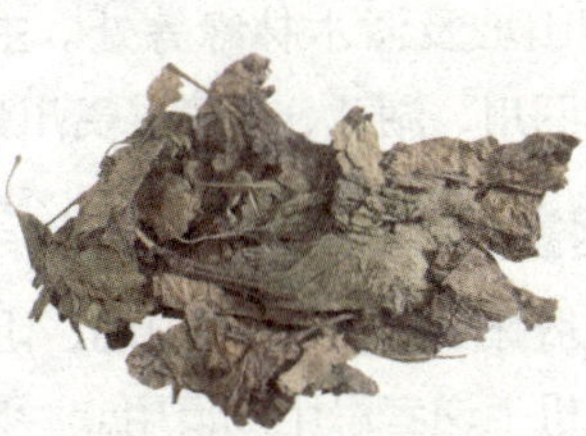

识别特征

落叶灌木或小乔木，高3～15米。树皮灰白色，有条状浅裂；根皮黄棕色或红黄色，纤维性强。单叶互生，叶片卵圆形或宽卵圆形，先端锐尖或渐尖，基部圆形或近心形，边缘有粗锯齿或圆齿，有时有不规则的分裂，上面无毛，有光泽，下面脉上有短毛，腋间有毛。花单性，雌雄异株；雌雄花序均排列成穗状葇荑花序。瘦果，多数密集呈圆形或长圆形的聚合果，初时绿色，成熟后变肉质，黑紫色或红色，也有白色的。种子小。

生长习性

喜温暖湿润气候，耐贫瘠，对土壤适应性强，全国大部分地区均产，尤以长江中下游地区及四川盆地居多。

药用宜忌

肝燥者禁用。

柴胡

别名 南柴胡，红柴胡，软苗柴胡，香柴胡，细叶柴胡，蚂蚱腿，软柴胡，小柴胡。

来源 为伞形科柴胡属植物狭叶柴胡的根。

性味 微寒，苦、辛。

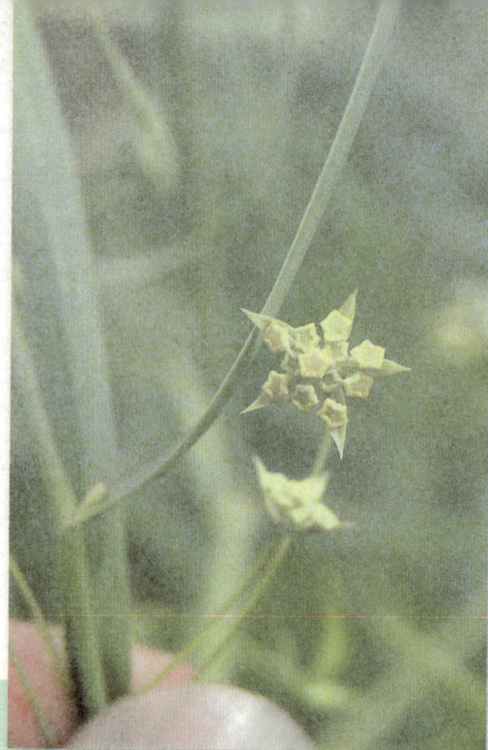

采集与使用

采集加工： 播后第二、第三年 9—10 月挖取根部，去净茎苗、泥土，晒干，切段，生用、酒炒或醋炒用。

药用功效： 疏散退热、疏肝解郁、升举阳气、清胆截疟，主要用于治疗感冒发热、寒热往来、疟疾、胸胁胀痛、月经不调、子宫脱垂、脱肛。

用药部位： 干燥根。

使用方法： 煎汤内服，也可研末入丸、散；外用时煎水洗或研末调敷。

药材性状

根较细，质稍软，易折断，断面略平坦，淡棕色。具败油气。

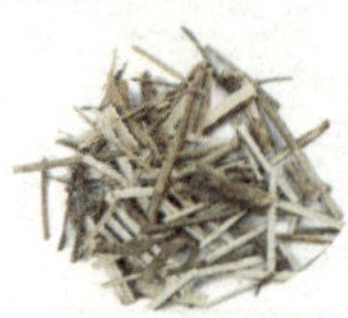

识别特征

多年生草本，高 30 ~ 60 厘米。主根发达，圆锥形，外皮红褐色，质疏松而稍脆。茎单一或数分枝，基部留有多数棕红色或棕黑色的叶柄残留纤维。叶细线形，先端长渐尖，基部稍变窄，抱茎、质厚，稍硬挺，常对折或内卷。总苞片 1 ~ 4，针形，极细小；小总苞片 5，线状披针形，细而尖锐；小伞形花序有花 9 ~ 11；花黄色，双悬果深褐色，棱浅褐色，粗钝，略凸，每棱槽中有油管 3 ~ 4，合生面 4 ~ 6。

生长习性

适应性强，喜冷凉而湿润的气候，耐寒、耐旱、忌涝。生于干燥草原，向阳山坡及灌木林缘等处。主产于江苏、四川、湖北、云南、贵州等地。

药用宜忌

肝阳上亢、肝风内动、阴虚火旺及气机上逆者忌用或慎用。

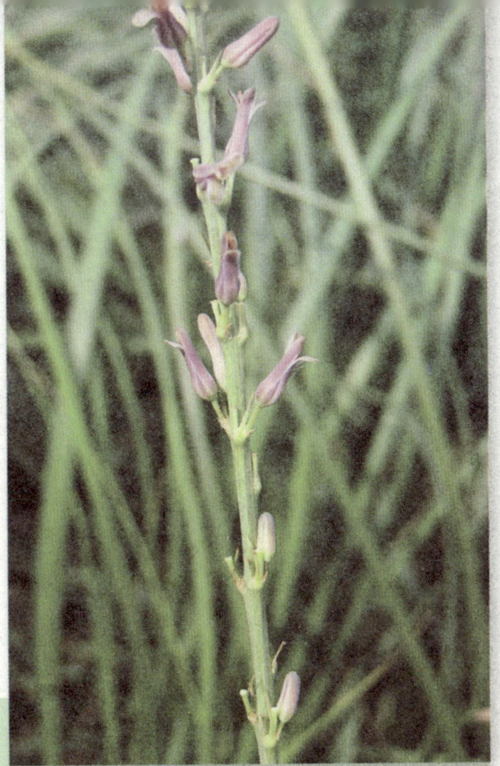

知母

别名 蒜瓣子草，连母，野蓼，地参，水参，水浚，货母，蝭母。

来源 为百合科多年生草本植物知母的干燥根茎。

性味 寒，苦。

采集与使用

采集加工：春、秋均可采挖，以秋季采者较佳。除去枯叶和须根，晒干或烘干为“毛知母”。趁鲜剥去外皮，晒干为“知母肉”。

药用功效：清热泻火、生津润燥，用于外感热病、高热烦渴、肺热燥咳、骨蒸潮热、内热消渴、肠燥便秘。

用药部位：干燥根茎。

使用方法：煎汤内服，也可研末入丸、散。

识别特征

多年生草本。根茎横走，其上残留许多黄褐色纤维状的叶基，下部生有多数肉质须根。叶基生，线形，基部常扩大呈鞘状，具多条平行脉，而无明显中脉。花葶直立，不分枝，其上生有尖尾状苞片，花 2 ~ 6 朵成一簇，生在顶部呈穗状；花被 6 片，2 轮，花粉红色，淡紫色至白色；雄蕊 3 个；子房上位，3 室，蒴果卵圆形，长 10 ~ 15 毫米，具 3 棱。

药材性状

干燥根茎呈长条状，表面黄棕色至棕色质硬，易折断，断面黄白色。气微，味微甜、略苦。

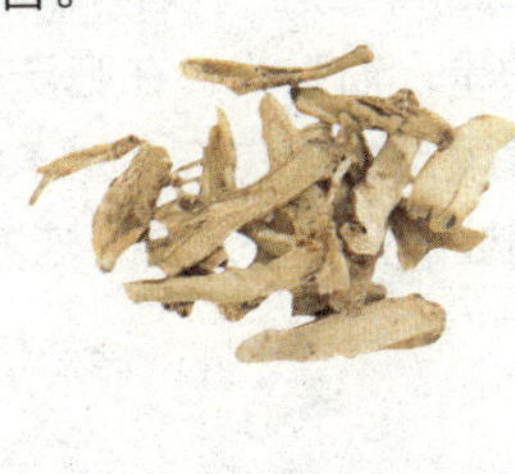

生长习性

性耐寒，耐干旱，生于向阳干燥的丘陵地及固定的沙丘上。分布于黑龙江、吉林、辽宁、内蒙古、河北、河南、山东、陕西、甘肃等地。

药用宜忌

脾胃虚寒，大便溏泄者禁服。

淡竹叶

别名 山鸡米，竹麦冬，长竹叶。

来源 为禾本科多年生草本淡竹叶的干燥茎叶。

性味 寒，甘、淡。

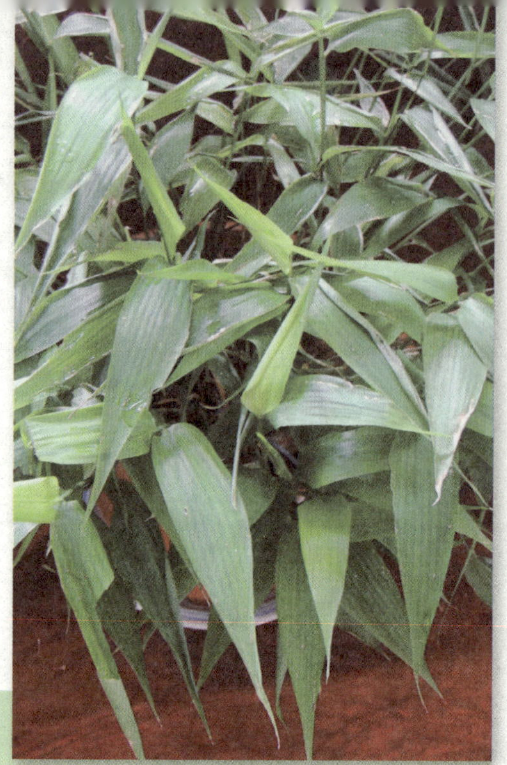

采集与使用

采集加工： 6—7 月未开花时采收，切除须根，晒干。

药用功效： 清热除烦、利尿，用于治疗热病烦渴、小便赤涩淋痛、口舌生疮。

用药部位： 干燥茎叶。

使用方法： 煎汤内服。

药材性状

叶片披针形，有的皱缩卷曲；表面浅绿色或黄绿色。体轻，质柔韧。气微，味淡。

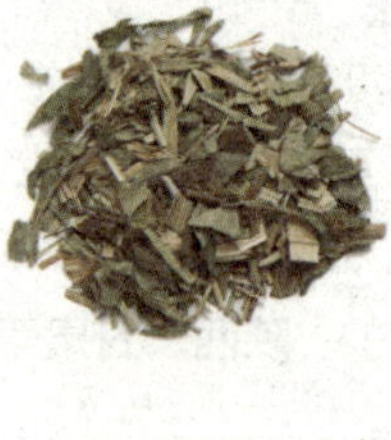

药用宜忌

无实火、湿热者慎服，体虚有寒者禁服。

识别特征

多年生草本，高 40 ~ 90 厘米。根状茎粗短，坚硬。须根稀疏，黄白色，其近顶端或中部膨大，形似纺锤块根。秆纤弱，多少木质化。叶尖端渐尖，基部呈圆形或楔形，无柄或有短柄。叶脉平行，小横脉明显。圆锥花序，分枝稀疏，小穗条状披针形，具极短的柄，排列稍偏于穗轴的一侧，颖片矩圆形，边缘呈膜质，第一颖短于第二颖；外稃较颖片长，先端呈短芒，内稃较外稃短。颖果纺锤形。

生长习性

喜温暖湿润气候，耐阴稍耐阳，不耐干旱，怕强光，在肥沃、透水性好的黄壤土生长良好，生于林下或沟边阴湿处。分布于浙江、江苏、湖南、湖北、广东。

莲子心

别名 苦薏，莲薏，莲心。

来源 为睡莲科莲属植物莲的成熟种子中的幼叶及胚根。

性味 寒，苦。

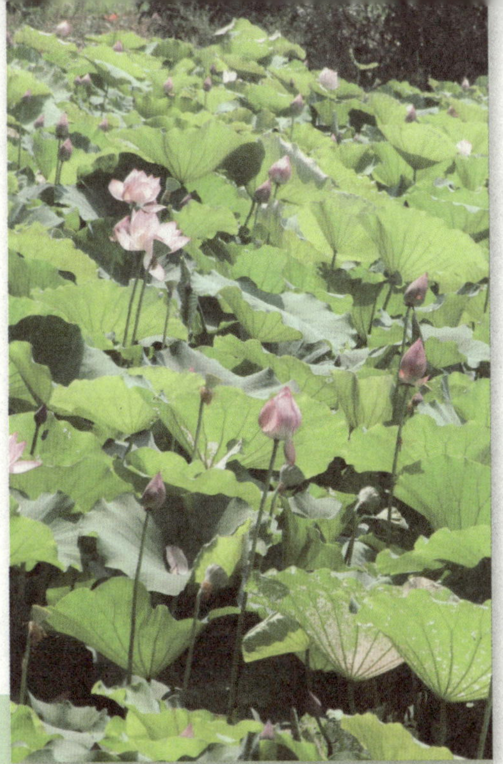

采集与使用

采集加工： 秋季采收莲子时，从莲子中剥取绿色胚（莲心），晒干。

药用功效： 静心安神、交通心肾、涩精止血，用于热入心包、神昏谵语、心肾不交、失眠遗精、血热吐血。

用药部位： 干燥幼叶及胚根。

使用方法： 煎汤内服，也可入散剂。

药材性状

胚根呈细棒状，质脆，易折断，断面有数个。气微，味苦。

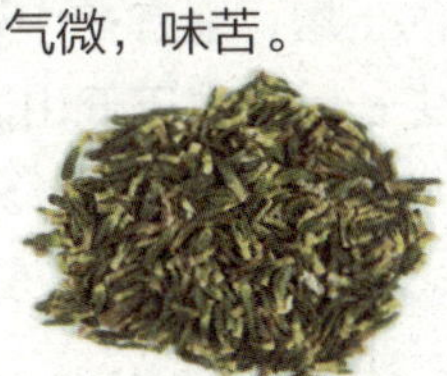

药用宜忌

脾胃虚寒者慎用。

识别特征

多年生水生草本；根状茎横生，长而肥厚。叶圆形，高出水面，全缘或稍呈波状，上面粉绿色。花单生于花梗顶端，花梗与叶柄等长或稍长；花瓣多数红色、粉红色或白色，呈椭圆形或倒卵形；雄蕊多数，花药条形，花丝细长，着生于花托之下；心皮多数，离生，嵌生于花托穴内，子房椭圆形，花柱极短。坚果椭圆形或卵形，长 1.5 ~ 2.5 厘米；种子卵形或椭圆形，种皮红色或白色。

生长习性

水生植物，性喜相对稳定的平静浅水、湖沼、泽地、池塘。喜欢生长在阳光充足、水质清澈、泥土肥沃的环境。最适宜的生长温度为 20 ~ 30℃。

栀子

别名 山栀子，枝子，黄栀子，山黄栀。

来源 为茜草科常绿灌木栀子的干燥成熟果实。

性味 寒，微酸而苦。

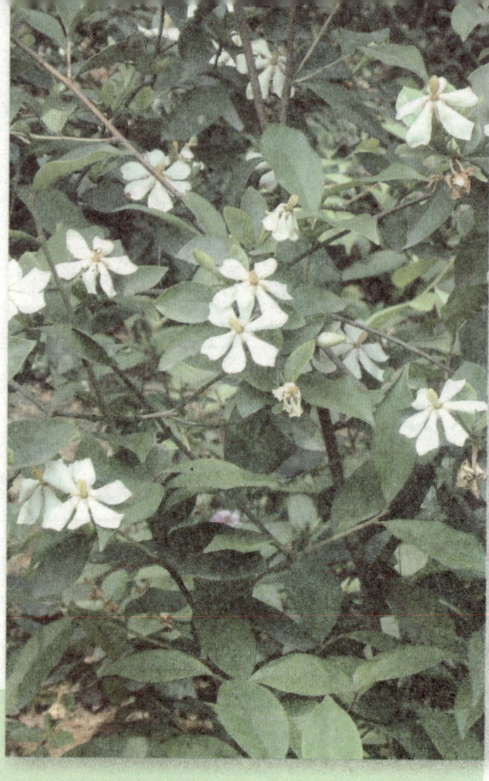

采集与使用

采集加工：6—7月采收，鲜用或晒干。

药用功效：泻火除烦、清热利尿、凉血解毒，用于热病心烦、花疸尿赤、血淋涩痛、血热吐衄、火毒疮疡、扭伤。黄栀子果实具有清热利湿、解毒除烦、凉血散瘀作用。

用药部位：干燥成熟果实。

使用方法：煎汤内服，也可研末入丸、散；外用时研末调敷。

药材性状

果实呈长卵圆形或椭圆形，表面红黄色或棕红色。果皮薄而脆。味微酸而苦。

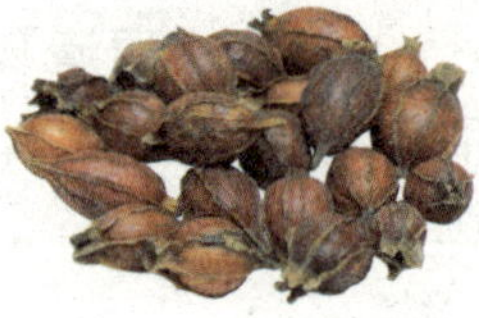

识别特征

常绿灌木，高达2米。小枝绿色，幼时被毛，后近无毛。叶对生或3叶轮生，长椭圆形或倒卵状披针形。花单生于枝端或叶腋，白色，芳香；花萼绿色，圆筒状；花冠高脚碟状。花乳白色，花香味浓烈果实椭圆形或长卵圆形，初时为青绿色，成熟时为黄红色，有纵向的六棱角，挂果期可达数月。果皮薄而脆；种子多数，扁长圆形，暗红色或红黄色。

生长习性

喜充足的阳光照射，宜选择疏松、排水良好的土壤，适宜在15～30℃的环境下生长。常生于低山温暖的树林中或荒坡、沟旁、路边，分布于江苏、浙江、湖南、江西、广东、广西、云南等地。

药用宜忌

脾虚便溏、胃寒作痛者忌服。

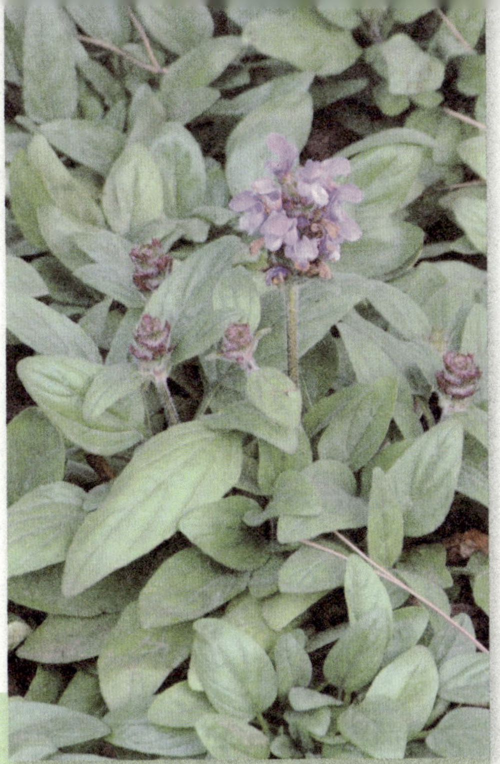

夏枯草

别名 麦夏枯，铁色草，棒头柱，棒槌草，锣锤草。

来源 为唇形科多年生草本植物夏枯草的干燥果穗。

性味 寒，苦、辛。

采集与使用

采集加工：夏季花叶茂盛期采收，晒干或鲜用。

药用功效：清肝明目、散结解毒，主治瘰疬、瘿瘤、乳痈、乳癌、目珠夜痛、畏光流泪、头目眩晕、口眼歪斜、筋骨疼痛、肺结核、急性黄疸型传染性肝炎、血崩、带下。

用药部位：干燥果穗。

使用方法：煎汤内服，熬膏，也可入丸、散；外用时煎水洗或捣敷。

药材性状

干燥果穗呈长圆柱形或宝塔形。体轻质脆，微有清香气，味淡。

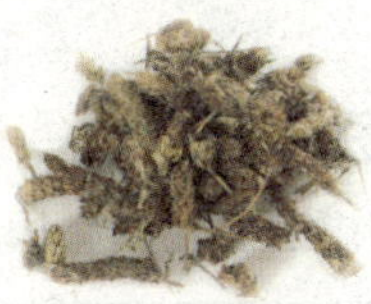

识别特征

多年生草本。茎方形，高约30厘米，基部匍匐，全株密生细毛。叶对生；近基部的叶有柄，上部叶无柄；叶片椭圆状披针形，全缘，或略有锯齿。轮伞花序顶生，呈穗状；苞片肾形，基部截形或略呈心脏形，顶端突成长尾状渐尖形，背面有粗毛。小坚果褐色，长椭圆形，具3棱。

生长习性

喜温暖湿润的环境，耐寒，适应性强。生于荒地、路旁及山坡草丛中，全国大部分地区均有分布。

药用宜忌

脾胃虚寒及便溏者慎服。

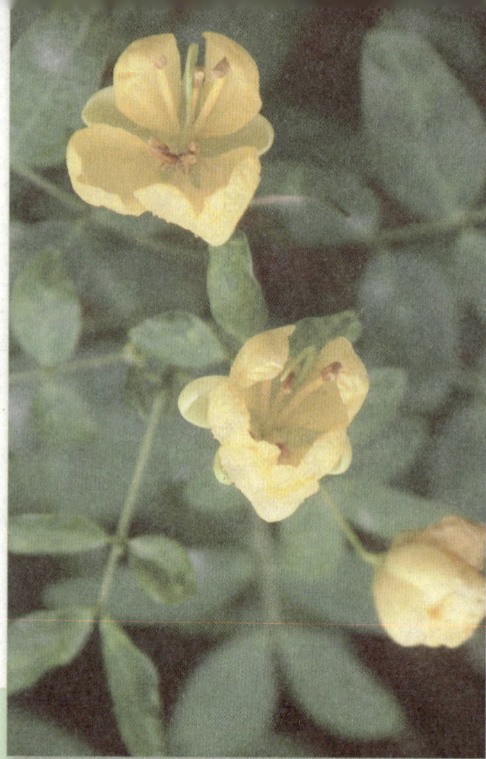

决明子

别名 草决明，马蹄决明，假绿豆。

来源 为豆科一年生草本植物决明的干燥成熟种子。

性味 微寒，苦、甘、咸。

识别特征

一年生半灌木状草本，高 0.5 ~ 2 米，茎直立，上部多分枝，全体被短柔毛。叶互生；双数羽状复叶；叶柄上面有沟，叶轴上 2 小叶间有腺体；托叶线状，早落；小叶 3 对，倒卵形，先端圆形，有微突尖，基部广楔形或近圆形，一边倾斜，全缘，上面近无毛，下面被柔毛。花腋生，成对；总花梗长约 1 厘米，被柔毛；花瓣 5，倒卵形或椭圆形，具短爪，黄色。种子多数，菱形，灰绿色，有光亮。

采集与使用

采集加工： 秋季果实成熟后采收，将全株割下或摘下果荚，晒干，打出种子，扬净荚壳及杂质，再晒干。

药用功效： 清肝明目、利水通便，治风热赤眼、青盲、雀目、高血压、肝炎、肝硬化腹水、习惯性便秘。

用药部位： 种子。

使用方法： 煎汤内服，也可泡茶饮；外用时研末调敷。

生长习性

喜光，喜湿润，耐寒性不强，喜排水良好的砂质土壤。生长适温 16~26℃。野生于山坡、河边，或栽培，全国大部分地区有分布。

药材性状

种子呈棱方形或短圆柱形，两端平行倾斜。质坚硬，不易破碎。味微苦。

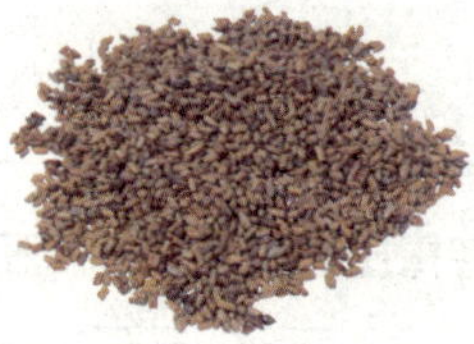

药用宜忌

脾胃虚寒及便溏者慎服。

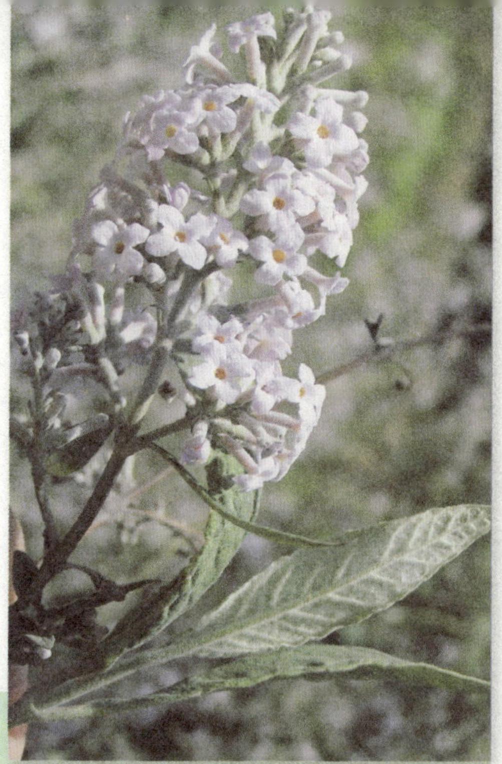

密蒙花

别名 蒙花，黄饭花，鸡骨头花，羊耳朵。

来源 马钱科落叶灌木密蒙花的干燥花蕾及花序。

性味 甘，凉。

采集与使用

采集加工： 2—3 月采摘簇生的未开放花蕾，除净枝梗等杂质，晒干。

药用功效： 清热养肝、明目退翳，用于治疗目赤肿痛、多泪畏光、眼生翳膜、肝虚目暗、视物昏花。

用药部位： 干燥头状花序。

使用方法： 煎汤内服，也可研末入丸、散。

药材性状

头状花序呈不规则圆锥状，表面灰黄色或棕黄色，密被茸毛。质柔软。气微香，味微苦辛。

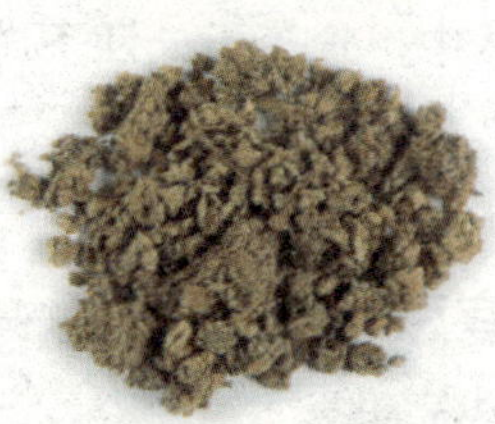

识别特征

落叶灌木，高 1 ~ 3 米，最高可达 6 米以上；小枝灰褐色，略呈四棱形；枝、叶柄及花序均密被白色星状毛及茸毛，茎上的毛渐次脱落。单叶对生，矩圆状披针形至条形披针形，先端渐尖，基部楔形，全缘或有小锯齿。聚伞圆锥形花序顶生。蒴果卵形，长 2 ~ 6 毫米，2 瓣裂。种子细小，两端具翅。

生长习性

喜温暖、湿润的环境，温度在 25℃时适宜其生长。生于山坡、丘陵、河边、村边的灌木丛或草丛中，分布于福建、广东、广西、湖南、安徽、湖北、四川、贵州、云南、陕西、甘肃等地。

药用宜忌

阳虚、肝寒胃弱者忌用。

苦丁茶

别名 大叶茶，苦灯茶。

来源 来源为冬青科植物大叶冬青的叶。

性味 寒，甘、苦。

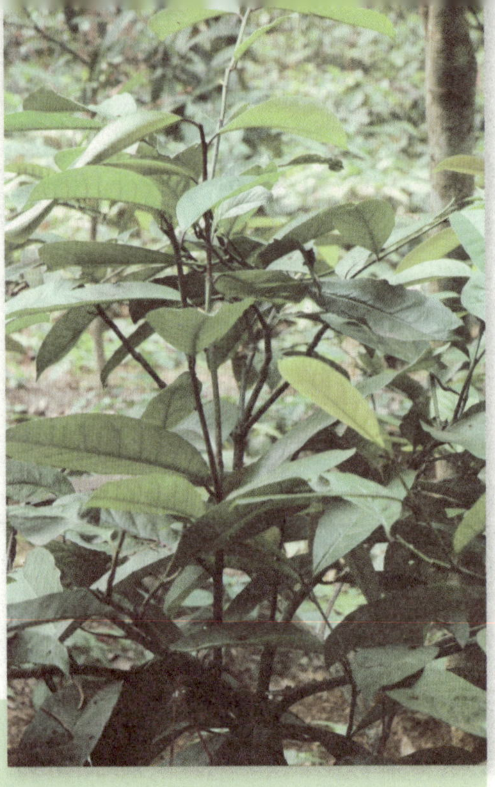

采集与使用

采集加工： 全年可采收，除去杂质，干燥。

药用功效： 散风热、清头目、除烦渴，用于头痛、齿痛、目赤、热病烦渴、痢疾。

用药部位： 干燥叶。

使用方法： 煎汤内服，也可研末入丸剂；外用时煎水熏洗或涂擦。

药材性状

叶呈卵状长圆形或长椭圆形，上表面黄绿色或灰绿色，下表面黄绿色。气微，味微苦。

识别特征

常绿乔木，高达 20 米，胸径约 60 厘米。树皮赭黑色或灰黑色，粗糙有浅裂，枝条粗大，平滑，新条有棱角。叶革质而厚，螺旋状互生，长椭圆形或卵状长椭圆形。花序簇生叶腋，圆锥状；花 4 数。果球形，直径约 7 毫米，红色，外果皮厚，平滑，宿存柱头盘状；分核 4 颗，长圆状椭圆形，背部有 3 条纵脊，内果皮骨质。

生长习性

喜温喜湿、喜阳怕渍，适宜生长温度 22 ~ 28℃。生于山坡、竹林、灌木丛中，分布于长江下游各省及福建等地。

药用宜忌

孕妇慎服。

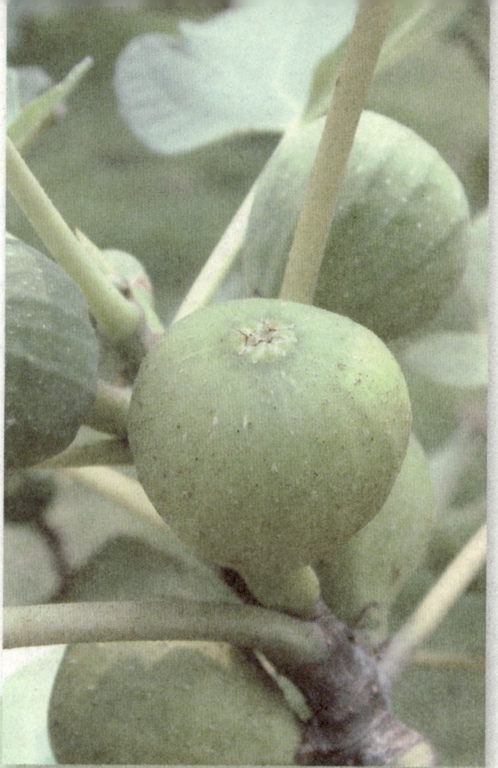

无花果

别名 驲驿，阿驿，底珍，天生子，映日果，优昙钵，品仙果。

来源 桑科无花果属植物无花果的聚花果。

性味 凉，甘。

识别特征

为落叶灌木或小乔木，高可达 10 米。全株具乳汁；多分枝，小枝粗壮，表面褐色，被稀短毛。叶互生，呈倒卵形或近圆形，裂片通常倒卵形，边缘有不规则钝齿。雌雄异株，隐头花序；花序托单生于叶腋间，梨形，带绿色或褐青色，光滑，肉质而厚。雄花生于花托近口处苞片间，花被 2 ~ 6 片，线形，雄蕊 1 个，丝状，花柄细长，长倍于花被；雌花花被 4 片，广线形，子房上位，椭圆形，与花被片等长，瘦果三棱状卵形，胚乳丰富，胚弯曲。

采集与使用

采集加工： 7—10 月果实呈绿色时，分批采摘；或拾取落地的未成熟果实，鲜果用开水烫后，晒干或烘干。

药用功效： 清热生津、健胃清肠、解毒消肿，主治肠炎、痢疾、便秘、喉痛、痈疮疥癣，还有利咽喉、开胃驱虫之功效。

用药部位： 果实。

使用方法： 煎汤内服，也可生食；外用时煎水洗，研末调敷或吹喉。

药材性状

果实呈倒圆锥形或类球形，淡黄色。气微，味甜。

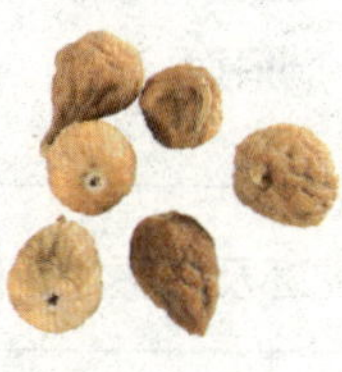

生长习性

不耐寒，较耐高温，喜光，适宜生长温度 15 ~ 20℃。喜保水性较好的砂壤土。各地均有栽培。

药用宜忌

中寒者忌食。

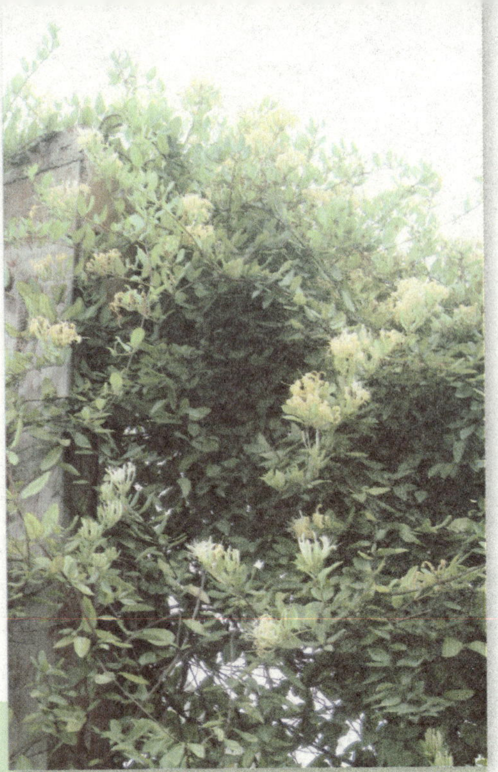

金银花

别名 二宝花，双花，银花，金花，忍冬花。

来源 忍冬科植物忍冬的干燥花蕾或带初开的花。

性味 寒，甘。

识别特征

多年生半常绿缠绕木质藤本，长达9米。茎中空，多分枝。叶对生，叶片卵形、长圆卵形或卵状披针形。花成对腋生，花梗密被短柔毛和腺毛；总花梗通常单生于小枝上部叶腋，与对柄等长或稍短，广卵形或椭圆形，被毛或近无毛；小苞片长约1毫米，被短毛及腺毛；花萼短小，无毛，5齿裂，裂片卵状三角形或长三角形；花冠唇形，上唇4浅裂，下唇带状而反曲，花初开时为白色，2～3天后变金黄色。浆果球形，成熟时蓝黑色，有光泽。

采集与使用

采集加工： 5—6月，在晴天清晨露水刚干时摘取花蕾，摊席上晾晒或阴干，并注意翻动，否则容易变黑。忌在烈日下曝晒。宜保存于干燥通风处，防止生虫、变色。

药用功效： 清热、解毒，主治温病发热、热毒血痢、痈疡、肿毒、瘰疬、痔漏。

用药部位： 干燥花蕾。

使用方法： 煎汤内服，也可研末入丸、散；外用时捣敷。

生长习性

金银花喜温暖湿润、阳光充足的气候，适应性很强，耐寒、耐旱、耐涝，平原、山区均能栽培。主产于山东、河南、湖南等省。

药材性状

花蕾呈长棒状。外表黄色或黄褐色，气芳香，味微苦。

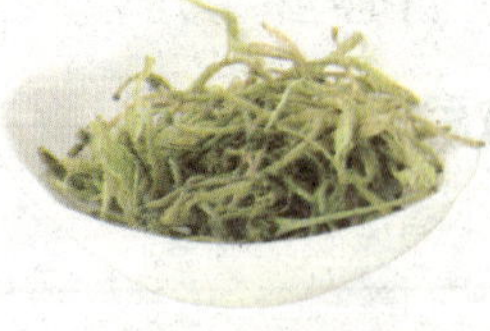

药用宜忌

脾胃虚寒及气虚疮疡脓清者慎服。

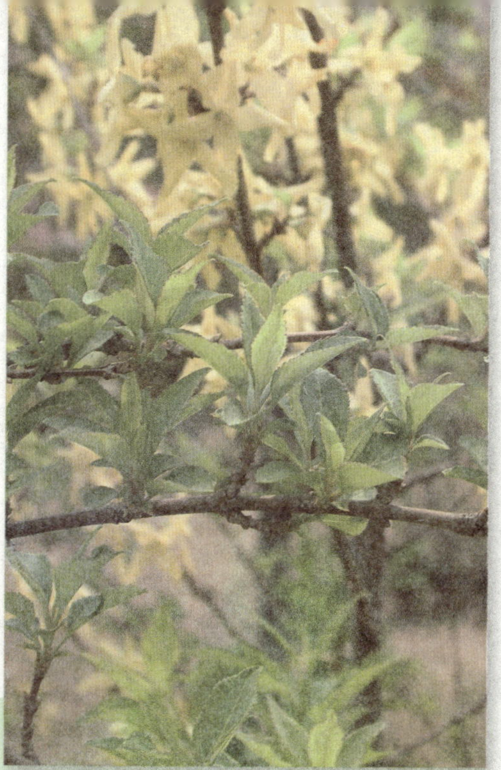

连翘

别名 旱连子，大翘子，空壳，大翘，黄花杆，黄寿丹，黄花条。

来源 为木樨科落叶灌木连翘的干燥果实。

性味 微寒，苦。

识别特征

落叶灌木，高2～4米。枝开展或伸长，稍带蔓性，常着地生根，小枝梢呈四棱形，节间中空，仅在节部具有实髓。单叶对生，或成为3小叶；叶片卵形、长卵形、广卵形、圆形。基部阔楔形或圆形，边缘有不整齐的锯齿；半革质。花先叶开放，腋生；花萼4深裂，椭圆形；花冠基部管状，上部4裂，裂片卵圆形。雄蕊2个，着生于花冠基部；雌蕊1个，子房卵圆形，花柱细长，柱头2裂。

采集与使用

采集加工：果实初熟或熟透时采收。初熟的果实采下后，蒸熟，晒干，尚带绿色，称为青翘；熟透的果实采下后晒干，除去种子及杂质，称为老翘。筛去种子作翘心用。晒干，生用。

药用功效：清热解毒、散结消肿，主治温热、丹毒、斑疹、痈疡肿毒、瘰疬、小便淋闭。

用药部位：干燥果实。

使用方法：煎汤内服，也可研末入丸，散；外用时煎水洗。

药材性状

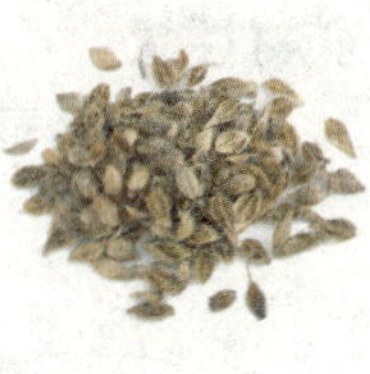

果实呈长卵形至卵形，顶端锐尖。质硬。气微香，味苦。

生长习性

喜光，有一定程度的耐阴性；喜温暖、湿润气候，怕涝。多丛生于山野荒坡间，分布于辽宁、河北、河南、山东、江苏、湖北、江西、云南、山西、陕西、甘肃等地。

药用宜忌

脾胃虚弱、气虚发热、痈疽已溃、脓稀色淡者忌服。

大青叶

别名 蓝叶，蓝菜。

来源 为十字花科植物菘蓝的叶。

性味 寒，苦。

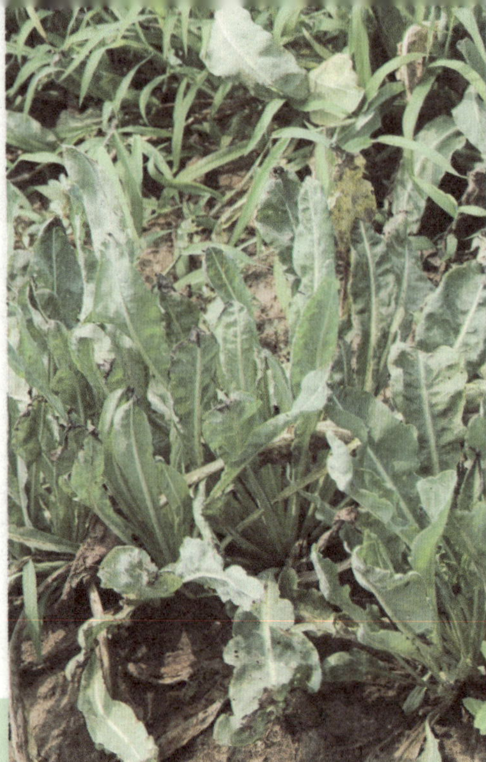

采集与使用

采集加工： 7—9 月采收叶片，晒干。

药用功效： 清热解毒、凉血消斑，用于治疗温邪入侵、高热神昏、发斑发疹、黄疸、热痢、痄腮、喉痹、丹毒、痈肿。

用药部位： 干燥叶。

使用方法： 煎汤内服；外用时捣敷或煎水洗。

药材性状

叶多皱缩卷曲，有的破碎。质脆。气微，味微酸、苦、涩。

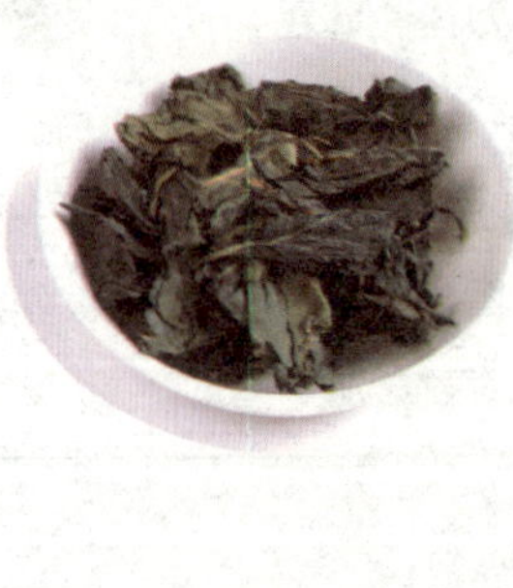

识别特征

两年生草本，株高 50 ~ 100 厘米。无毛或稍有柔毛，茎直立，上部多分枝，稍带粉霜。根肥厚，近圆锥形，表面土黄色，具短横纹及少数须根。基生叶莲座状，叶片长圆形至宽倒披针形，先端钝尖，基部箭形，半抱茎，全缘或有不明显锯齿。复总状花序生于枝端，萼片 4 片，绿色，花瓣 4 片，黄色，宽楔形，长 3 ~ 4 毫米，先端近平截。短角果矩圆形，扁平，无毛，边缘有翅，紫色。种子 1 枚，椭圆形，褐色。

生长习性

喜温暖、湿润的环境，适宜在光照充足、肥沃的土壤上生长。主产于河北、陕西、江苏、安徽等地。

药用宜忌

苦寒败胃、脾胃虚寒者忌服。

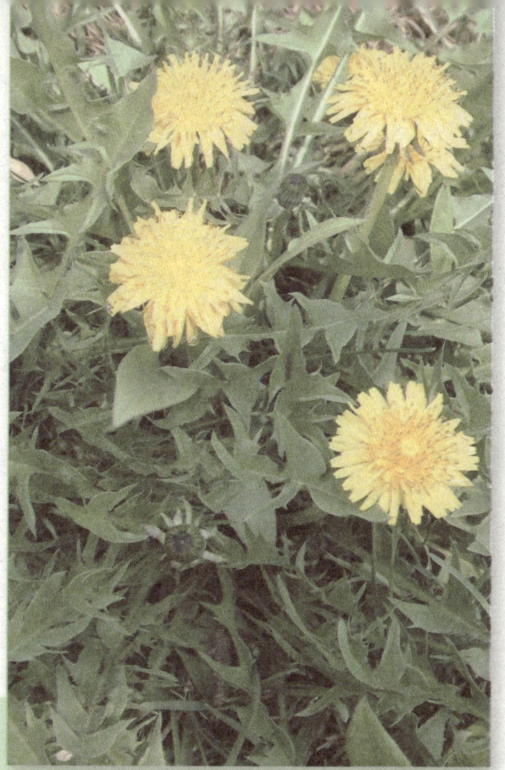

蒲公英

别名 黄花地丁，婆婆丁，奶汁草。

来源 为菊科蒲公英属植物蒲公英的带根全草。

性味 寒，苦、甘。

识别特征

蒲公英为多年生草本，含白色乳汁，高 10 ~ 25 厘米。根深长，单一或分枝。叶根生，排成莲座状；叶片矩圆状披针形、倒披针形或倒卵形，绿色，或在边缘带淡紫色斑，被白色丝状毛。花茎上部密被白色丝状毛；头状花序单一，顶生，全部为舌状花；花冠黄色，5 齿裂；雄蕊 5 个，着生于花冠管上，花药合生呈筒状；雌蕊 1 个，子房下位。瘦果倒披针形，外具纵棱，有多数刺状突起，着生白色冠毛。

采集与使用

采集加工： 春、夏开花前或刚开花时连根挖取，除净泥土，晒干。

药用功效： 清热解毒、利尿散结，主治急性乳腺炎、淋巴腺炎、瘰疬、疔毒疮肿、急性结膜炎、感冒发热、急性扁桃体炎、急性支气管炎、胃炎、肝炎、胆囊炎、尿路感染。

用药部位： 干燥带根全草。

使用方法： 煎汤内服，也可捣汁或入散剂；外用时捣敷。

生长习性

最佳生长温度为 15 ~ 22℃。生长于山坡草地、路旁、河岸沙地及田野间，全国大部分地区均有分布。

药材性状

本品呈皱缩卷曲的团块，干燥的根，略呈圆锥状，弯曲。气微，味微苦。

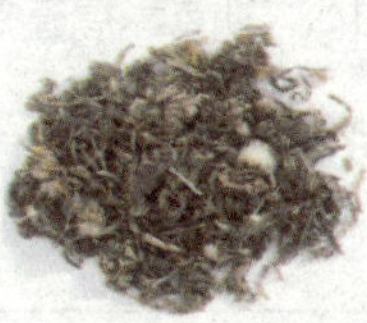

药用宜忌

大量可致缓泻。

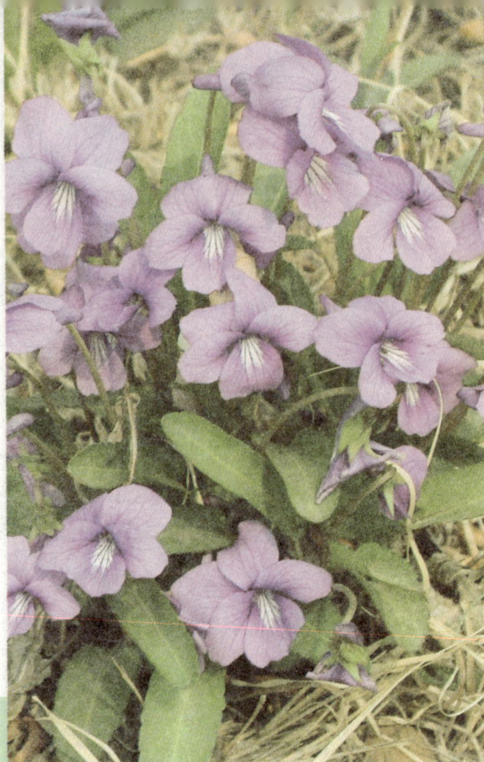

紫花地丁

别名 箭头草，羊角子，独行虎，地丁草。

来源 堇菜科堇菜属紫花地丁的干燥全草。

性味 寒，苦、辛。

识别特征

多年生草本，高 7 ~ 14 厘米，无地上茎，地下茎很短，节密生。主根较粗，有数条细根。叶多数，基生，莲座状；叶片下部通常较小，呈三角状卵形或狭卵形，先端圆钝，基部截形或宽楔形，稀微心形，边缘具浅圆齿两面无毛或被细短毛，果期叶片增大；托叶膜质，苍白或淡绿色，大部分与叶柄合生，离生部分线状披针形。花两侧对称，具长柄；花瓣紫堇色或紫色，稀呈白色，喉部色淡并带紫色条纹。种子卵球形，淡黄色。

生长习性

生于路边、林缘、草地、灌木丛、荒地，分布于辽宁、河北、河南、山东、陕西、山西、江苏、安徽、浙江、江西、湖北、湖南、福建等地。

药用宜忌

体质虚寒者忌服。

采集与使用

采集加工： 春、秋二季采收，除去杂质，晒干。

药用功效： 清热解毒、凉血消肿、消痈散结，用于疔疮肿毒、痈疽发背、丹毒、毒蛇咬伤。

用药部位： 干燥全草。

使用方法： 煎汤内服；外用时鲜品捣烂敷患处。

药材性状

本品皱缩卷曲呈团状。叶片多碎断，全体呈绿色或灰绿色。

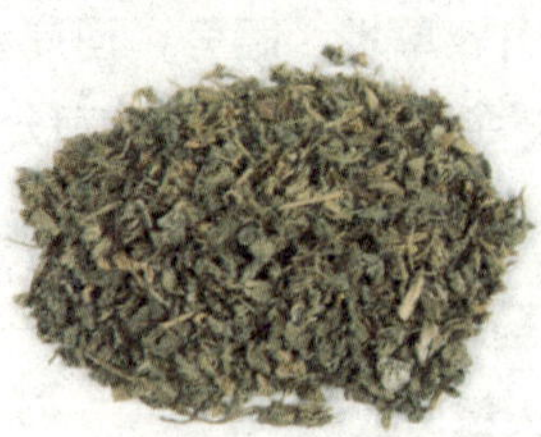

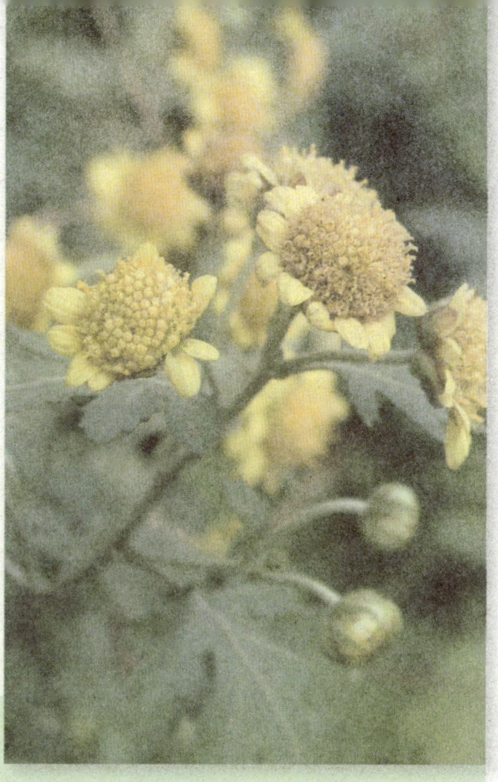

野菊花

别名 黄菊花，山菊花，苦薏。

来源 为菊科多年生草本植物野菊的干燥头状花序。

性味 微寒，苦、辛。

采集与使用

采集加工： 秋季花盛开时采收，晒干或烘干。

药用功效： 疏风清热、消肿解毒，主治风热感冒、肺炎、白喉、口疮、丹毒、湿疹、天疱疮。

用药部位： 干燥头状花序。

使用方法： 煎汤内服；外用时捣敷，煎水漱口或淋洗。

药材性状

头状花序呈扁球形，体轻，气芳香，味苦，继之有清凉感。

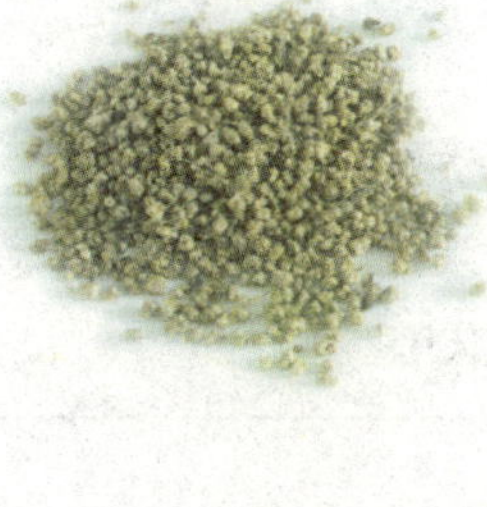

识别特征

菊科多年生草本，高 30 ~ 50 厘米。茎直立或铺散，分枝或仅在茎顶有伞房状花序分枝。茎枝被稀疏的毛，上部花序枝上的毛稍多。叶互生，卵形或长椭圆，先端渐尖。头状花序小，多数，直径 1.5 ~ 2.5 厘米，在茎顶排成伞房状，总苞片约 5 层，外层卵形或卵状三角形，中层卵形，内层长椭圆形，边缘白色或褐色膜质，外围是黄色舌状花。瘦果。

生长习性

生于路旁、山坡、原野，全国大部分地区有分布。

药用宜忌

脾胃虚寒者慎服。

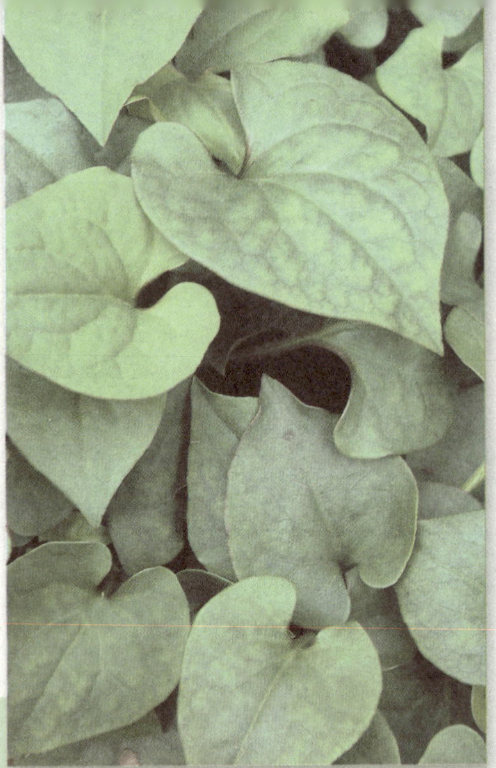

鱼腥草

别名 臭草，侧耳根，臭根草，臭灵丹。

来源 为三白草科多年生草本蕺菜的干燥地上部分。

性味 微寒，辛。

识别特征

多年生草本，高 15 ~ 50 厘米，有腥臭气。茎下部伏地，节上生根，无毛或被疏毛；上部直立。叶互生，心形或宽卵形，先端渐尖，基部心形，全缘，有细腺点；下面紫红色，两面脉上被柔毛；叶柄长 1 ~ 4 厘米，被疏毛；托叶膜质，条形，基部抱茎，下部与叶柄合生，边缘被细毛。穗状花序生于茎的上端，与叶对生；总苞片 4 枚，长方倒卵形，白色；花小而密，无花被，具一小的披针形苞片。种子多数，卵形。

采集与使用

采集加工： 夏季茎叶茂盛、花穗多时采收，将全草连根拔起，洗净晒干。

药用功效： 清热解毒、消痈排脓、利尿通淋，主治肺炎、肺脓疡、热痢、疟疾、水肿、淋病、白带、痈肿、痔疮、脱肛、湿疹、秃疮、疥癣。

用药部位： 干燥地上部分。

使用方法： 煎汤内服，捣汁调服；外用时煎水熏洗或捣敷。

药材性状

茎呈扁圆柱形，扭曲，质脆，易折断。叶互生，多皱缩。搓碎有鱼腥气，味微涩。

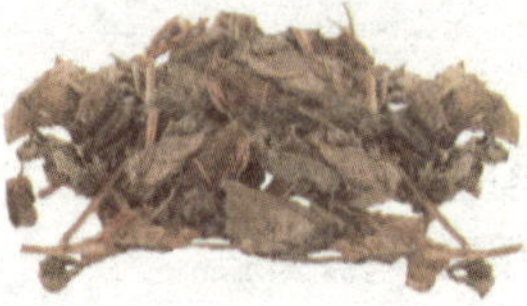

生长习性

生长于阴湿地或水边，分布在我国西北、华北、华中及长江以南各地。

药用宜忌

虚寒证及阴性外疡者忌服。鱼腥草不宜久煎。

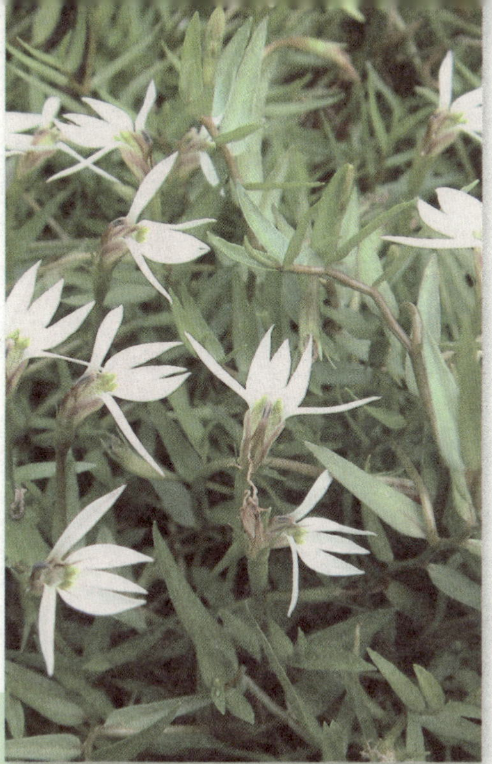

半边莲

别名 急解索，细米草，蛇舌草，半边花。

来源 为桔梗科多年生草本半边莲的干燥全草。

性味 平，辛。

识别特征

多年生小草本，高达 20 厘米。茎细长，折断时有黏性乳汁渗出，直立或匍匐，绿色，无毛，多节，节上有互生的叶或枝。叶绿色，无柄，多数呈披针形，少数长卵圆形，平滑无毛，叶缘具疏锯齿。花单生于叶腋，有细长的花柄；花萼绿色，上部 5 裂，裂片线形，下部呈圆筒状；花冠浅紫色，下部筒状，一侧开裂，上部 5 裂，裂片倒披针形，偏向一方，花冠喉部裂片连接处有绿色的小凸起物，花冠筒内壁密生毛茸。蒴果圆锥形，基部锐尖。种子细小，多数，椭圆形，微扁。

采集与使用

采集加工：多于夏季采收，带根拔起，洗净，晒干或阴干。

药用功效：利水消肿、清热解毒，主治黄疸、水肿、臌胀、泄泻、痢疾、蛇伤、疔疮、肿毒、湿疹、癣疾、跌打扭伤肿痛，也可用于大腹水肿、面足水肿、痈肿疔疮、蛇虫咬伤、晚期血吸虫病腹水。

用药部位：干燥全草。

使用方法：煎汤内服，也可捣汁服；外用时捣敷或捣汁调涂。

生长习性

生长于稻田边、河岸畔、沟边或潮湿的荒地，分布于江苏、浙江、安徽、四川、湖南、湖北、江西等地。

药材性状

本品常缠绕成团，表面淡棕黄色。气微特异，味微甘而辛。

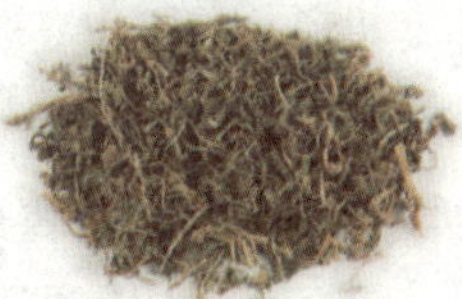

药用宜忌

虚证水肿忌用。

败酱

别名 败酱草。

来源 败酱科多年生草本植物白花败酱的全草。

性味 凉，辛、苦。

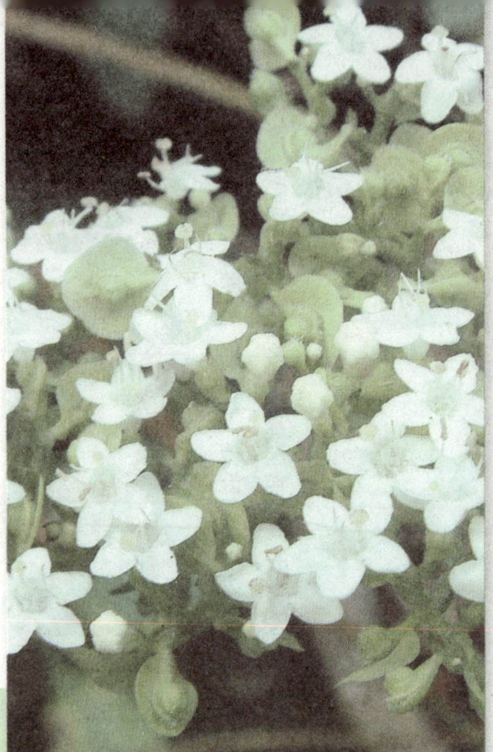

采集与使用

采集加工：一般多在夏季开花前采收，将全株拔起，除去泥沙后晒至半干，扎成束，再阴干。

药用功效：清热解毒、排脓破瘀，主治肠痈、下痢、赤白带下、产后瘀滞腹痛、目赤肿痛、痈肿疥癣。

用药部位：干燥全草。

使用方法：煎汤内服；外用时捣敷。

药材性状

干燥全株长短不等，茎圆柱形，外表黄棕色或黄绿色。质脆，易折断。全株有陈腐的豆酱气，味苦。

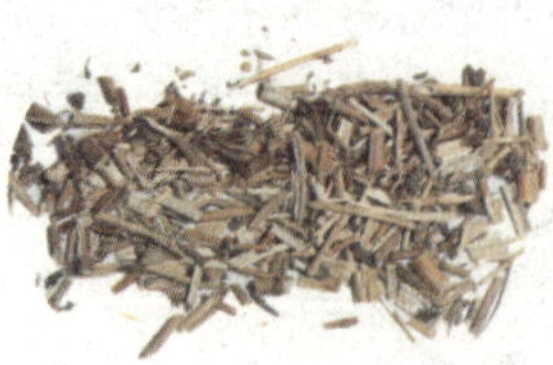

识别特征

多年生小草本，高达 20 厘米。茎细长，折断时有黏性乳汁渗出，直立或匍匐，绿色，无毛，多节，节上有互生的叶或枝。叶绿色，无柄，多数呈披针形，少数长卵圆形，平滑无毛，叶缘具疏锯齿。花单生于叶腋，有细长的花柄；花萼绿色，上部 5 裂，裂片线形，下部呈圆筒状；花冠浅紫色，下部筒状，一侧开裂，上部 5 裂，裂片倒披针形，花冠筒内壁密生毛茸。种子细小，多数，椭圆形，微扁。

生长习性

生长于山坡、草地，全国大部分地区均有分布。

药用宜忌

久病、脾胃虚弱者、患泄泻不食之症、一切虚寒下脱之疾者均忌之。

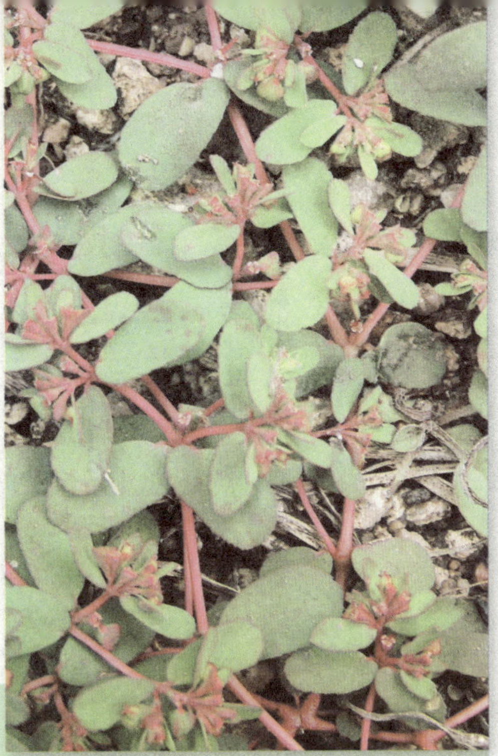

地锦草

别名 奶浆草，铺地锦，铺地红，血见愁，红丝草，奶疳草。

来源 大戟科一年生草本植物地锦草的干燥全草。

性味 平，辛。

采集与使用

采集加工：夏、秋二季采收，去根，晒干。

药用功效：清热解毒、凉血止血，主治菌痢、肠炎、吐血、便血、外伤出血、湿热黄疸、乳汁不通、痈肿疔疮、跌打肿痛。

用药部位：干燥全草。

使用方法：煎汤内服，也可研末入散剂；外用时捣敷或研末撒。

药材性状

本品常皱缩卷曲，根细小。质脆，易折断。无臭，味微涩。

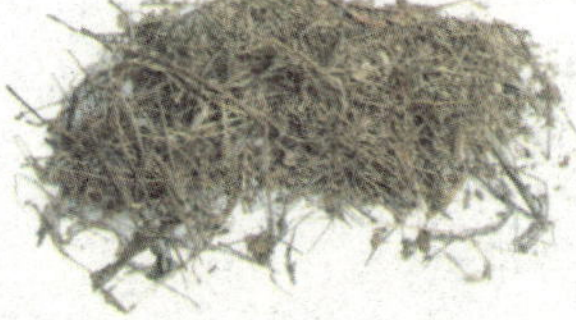

识别特征

一年生匍匐草本，有白色乳汁。茎纤细，通常从根际成二歧分生为数枝，平卧地面，呈紫红色，无毛。叶对生，椭圆形，先端钝圆，基部不等形，边缘有细锯齿，上面绿色，下面绿白色；叶柄极短；托叶线形，通常3深裂。杯状聚伞花序，单生于枝腋或叶腋；总苞倒圆锥形，淡红色；雄花数朵和雌花1朵同生于总苞内。蒴果扁卵形而小，有3棱，无毛。种子卵形，黑褐色，外被白色蜡粉。

生长习性

生于田野路旁及庭院间，全国各地均有分布。

药用宜忌

血虚无瘀及脾胃虚弱者慎用。

山豆根

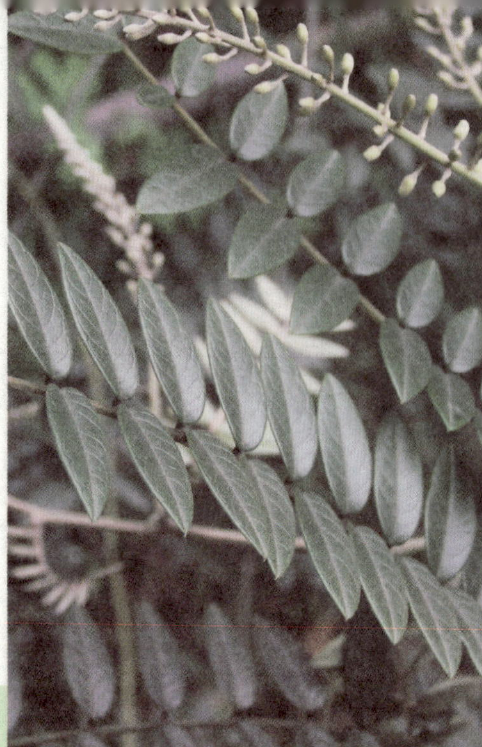

别名 土豆根，苦豆根，广豆根。

来源 为豆科小灌木越南槐的干燥根及根茎。

性味 寒，苦。有毒。

识别特征

小灌木，高 1 ~ 2 米。老茎秃净，新枝密被短柔软毛。奇数羽状复叶，互生，小叶片 11 ~ 17 片，卵形至卵状披针形，顶端小叶较大，上面疏被短毛，下面密被灰棕色短柔毛。总状花序，密被短毛；花萼阔钟状，先端 5 齿；花冠蝶形，黄白色，雄蕊 10 个，离生；子房圆柱形，密被长柔毛，具短柄，花柱弯曲，柱头簇生长柔毛。荚果串珠状不开裂。

生长习性

生于石山脚下或岩缝中，分布于广西、江西、湖北、甘肃、河南等地。

采集与使用

采集加工： 秋季采挖，除去杂质，晒干。

药用功效： 清热解毒、消肿利咽，用于治疗火毒蕴结、咽喉肿痛、齿龈肿痛。

用药部位： 干燥根及根茎。

使用方法： 煎汤内服，也可磨汁服用；外用时煎水含漱或捣敷。

药材性状

根茎质坚硬，难折断，断面皮部浅棕色，木部淡黄色。微有豆腥气，味极苦。

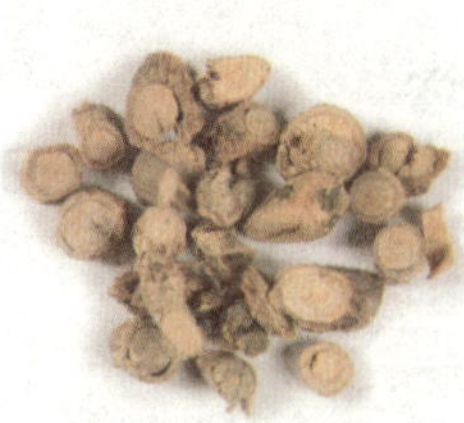

药用宜忌

过量易致呕吐、腹泻、胸闷等，须注意用量。

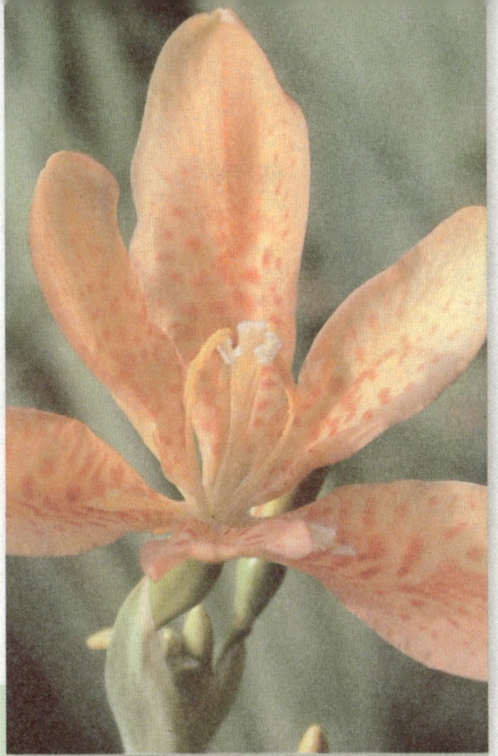

射干

别名 乌扇，扁竹，扁竹兰。

来源 鸢尾科多年生草本射干干燥根茎。

性味 微寒，苦、辛。有小毒。

采集与使用

采集加工： 春初刚发芽或秋末茎叶枯萎时采挖，除去须根及泥沙，干燥。

药用功效： 清热解毒、利咽消痰、止咳、消肿散结，用于治疗咽喉肿痛、痰咳气喘、支气管炎等。

用药部位： 干燥根茎。

使用方法： 水煎服；外用时鲜品适量捣烂外敷。

药材性状

根茎呈不规则的结节状，质坚硬，断面黄色。气微，味苦、辛。

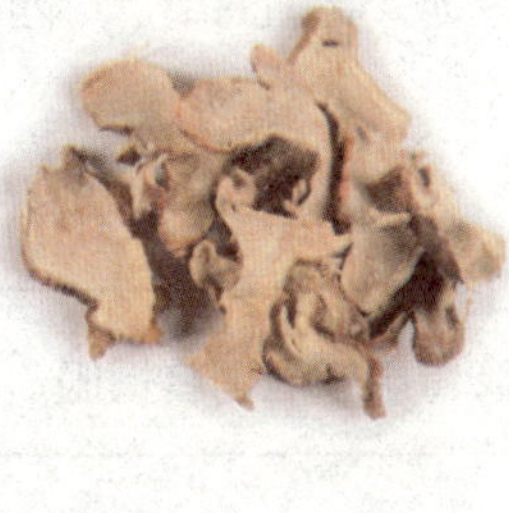

识别特征

多年生草本，高 0.5 ~ 1.5 米。叶 2 列，叶片对折，呈马刀形，长 60 厘米，宽 4 厘米。茎直立，高 40 ~ 120 厘米。聚伞花序伞房状顶生，二歧状分枝；花被片 6，2 轮，基部合生成短管，橘黄色，椭圆形，散生暗红色斑点；子房下位，3 室，花柱棒状，柱头膨大，被短柔毛。蒴果三角状倒卵形至长椭圆形，有 3 纵棱，成熟时沿缝线 3 瓣裂，每室有种子 3 ~ 8 枚。种子黑色，近球形，有光泽。

生长习性

适应性较强，性喜温暖，耐旱、耐寒，生于山坡、草地、林缘、沟边，主产于湖北、河南、江苏、安徽。

药用宜忌

脾胃虚弱者及孕妇慎服。

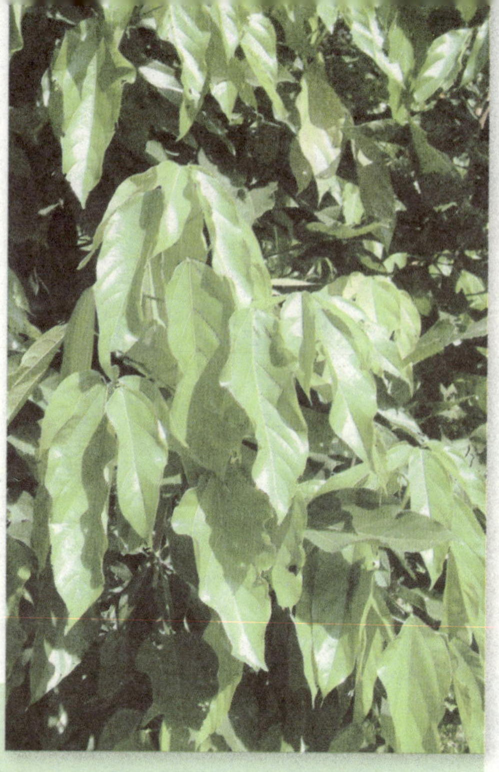

胖大海

别名 大海，安南子，大洞果。

来源 为梧桐科落叶乔木胖大海的干燥成熟种子。

性味 寒，甘。

采集与使用

采集加工： 4—6 月，从开裂的果实上采取成熟的种子，晒干。

药用功效： 清热润肺、利咽解毒，主治干咳无痰、喉痛、音哑、骨蒸内热、吐衄下血、目赤、牙痛、痔疮漏管。

用药部位： 干燥成熟种子。

使用方法： 煎汤内服，泡茶。

药材性状

种子呈椭圆形，状似橄榄，先端钝圆，基部略尖。表面棕色至暗棕色。气微，味淡，久嚼有黏性。

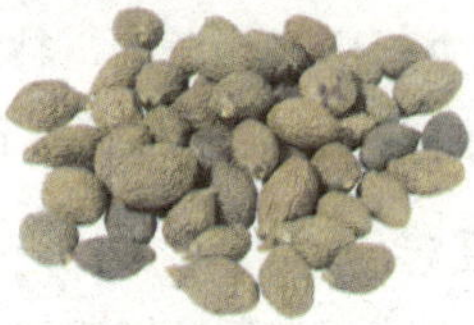

识别特征

落叶乔木，高可达 40 米。单叶互生，叶片革质，卵形或椭圆状披针形，长 10 ~ 20 厘米，宽 6 ~ 12 厘米，通常 3 裂，全缘，光滑无毛。圆锥花序顶生或腋生，花杂性同株；花萼钟状，深裂；雄花具 10 ~ 15 个雄蕊；雌花具 1 枚雌蕊。蓇葖果 1 ~ 5 个，着生于果梗，呈船形，长可达 24 厘米。种子呈梭形或倒卵形，深褐色。

生长习性

生于热带地区，分布越南、印度、马来西亚、泰国、印度尼西亚的苏门答腊等地，我国海南、广西有引种。

药用宜忌

脾胃虚寒泄泻者慎服。

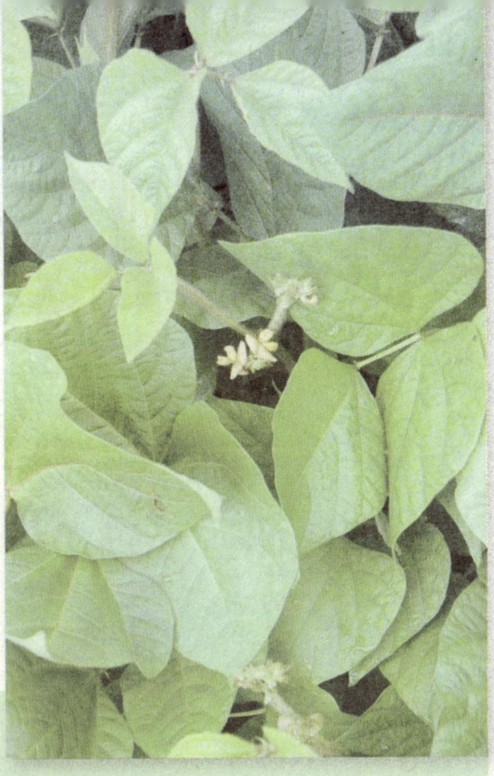

绿豆

别名 青小豆。

来源 为豆科一年生草本绿豆的干燥成熟种子。

性味 凉，甘。

采集与使用

采集加工： 秋季种子成熟时采收，拔取全株，晒干，将种子打落，簸净杂质。

药用功效： 清热解毒、消暑，主治暑热烦渴、水肿、泻利、丹毒、痈肿、解热药毒。

用药部位： 干燥种子。

使用方法： 煎汤内服，也可研末或生研绞汁；外用时研末调敷。

药材性状

种子短距圆形，表面绿黄色或暗绿色，光泽。质坚硬。

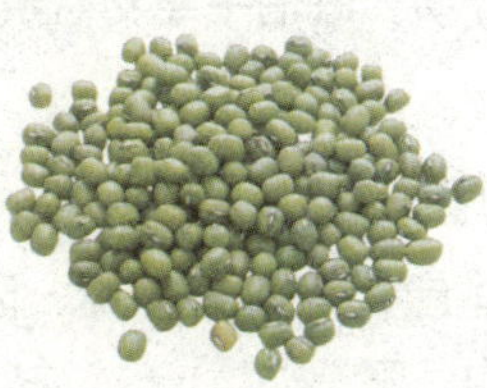

识别特征

一年生草本，大部缠绕状，有淡褐色长硬毛。叶羽状，先端渐尖，侧生小叶偏斜；托叶大，阔卵形，盾状着生。总状花序腋生，苞片卵形或卵状长椭圆形，有长硬毛；花绿黄色；萼斜钟状，萼齿4，最下面1齿最长；旗瓣肾形，翼瓣有渐狭的爪，龙骨瓣的爪截形，其中1片龙骨瓣有角；雄蕊10，2束；子房无柄，密被长硬毛。荚果圆柱状，成熟时黑色，被稀长硬毛。种子短矩形，绿色或暗绿色。

生长习性

全国大部分地区均有栽培。

药用宜忌

脾胃虚寒、滑肠泄泻者慎用。

七叶一枝花

别名 华重楼，七叶莲，铁灯台，草河车。

来源 百合科多年生草本七叶一枝花的干燥根茎。

性味 微寒，苦。有小毒。

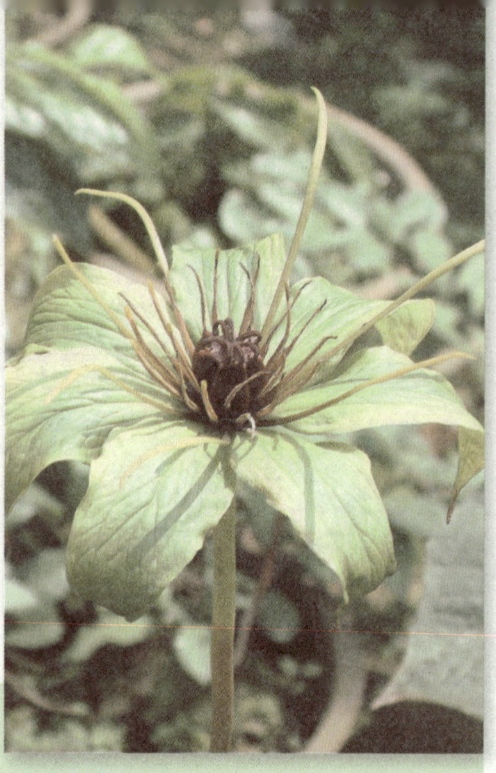

识别特征

多年生草本，高 30 ~ 100 厘米。茎直立。叶 5 ~ 8 片轮生于茎顶，叶片长椭圆状披针形、倒椭状披针形或倒披针形，长 7 ~ 17 厘米，宽 2.5 ~ 5 厘米。花梗从茎顶抽出，通常比叶长，顶生一花，萼片 4 ~ 6，叶状，绿色，长 3 ~ 7 厘米；花被片细线形，黄色或黄绿色，宽 1 ~ 1.5 毫米，长为花萼片的三分之一至近等长；雄蕊 8 ~ 10，花药长 1.2 ~ 2 厘米。蒴果球形。

采集与使用

采集加工： 全年均可采挖，但以秋季采为好，晒干或切片晒干。

药用功效： 清热解毒、消肿止痛、凉肝定惊，治疗疔肿痈肿、咽喉肿痛、毒蛇咬伤、跌扑伤痛、惊风抽搐。

用药部位： 干燥根茎。

使用方法： 煎汤内服，磨汁、捣汁服，或入散剂；外用时捣敷或研末调涂。

生长习性

最宜生长于腐殖质含量丰富的壤土或肥沃的砂质土壤，在碱土或黏土中不能生长。喜凉爽、阴湿、水分适度的环境，既怕干旱又怕积水。

药材性状

茎呈圆锥形，表面淡黄棕色或黄棕色。质较坚实，易折断。气微，味苦。

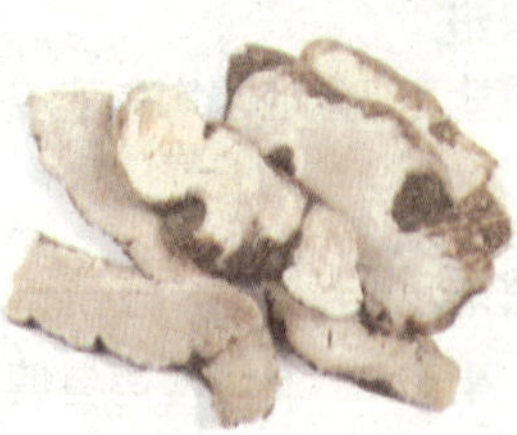

药用宜忌

体虚、无实火热毒、阴证外疡及孕妇均忌服。

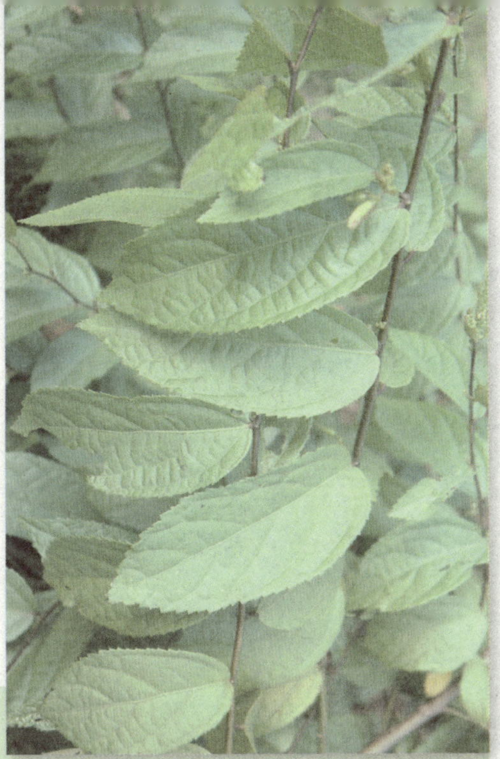

山芝麻

别名 岗油麻，岗脂麻，山油麻，田油麻，仙桃草，野芝麻，狗屎树。

来源 为梧桐科山芝麻属植物山芝麻的根或全株。

性味 凉，苦。有小毒。

采集与使用

采集加工： 9—10 月采收，切段，晒干。

药用功效： 解表清热、消肿解毒，主治感冒、咳嗽、肺痨、咽喉肿痛、麻疹、痄腮、泄泻、痢疾、痈肿、瘰疬、痔疮、毒蛇咬伤。

用药部位： 干燥根或全株。

使用方法： 煎汤内服；外用时鲜品捣敷。

识别特征

小灌木，高达 1 米。小枝被灰绿色短柔毛。叶互生，叶片狭长圆形或条状披针形，先端钝或急尖，基部圆形，下面被灰白色或淡黄色星状茸毛，间或混生刚毛，全缘。聚伞花序腋生，有花 2 至数朵；花梗通常有锥尖状的小苞片 4 枚；花瓣 5，不等大，淡红色或紫红色，基部有 2 个耳状附属体。蒴果卵状长圆形，先端急尖，密被星状毛及混生长绒毛。种子小，褐色，有椭圆形小斑点。

药材性状

干燥根质坚硬，断面呈暗棕色或灰黄色；木部黄白色，具微密放射状纹理。气微香，味苦、微涩。

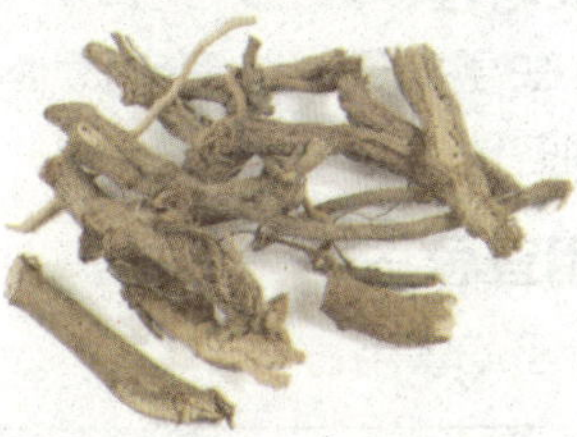

生长习性

生于山坡、路旁及丘陵地，分布于福建、江西、湖南、广东、广西、海南、云南等地。

药用宜忌

孕妇及体弱者忌服。

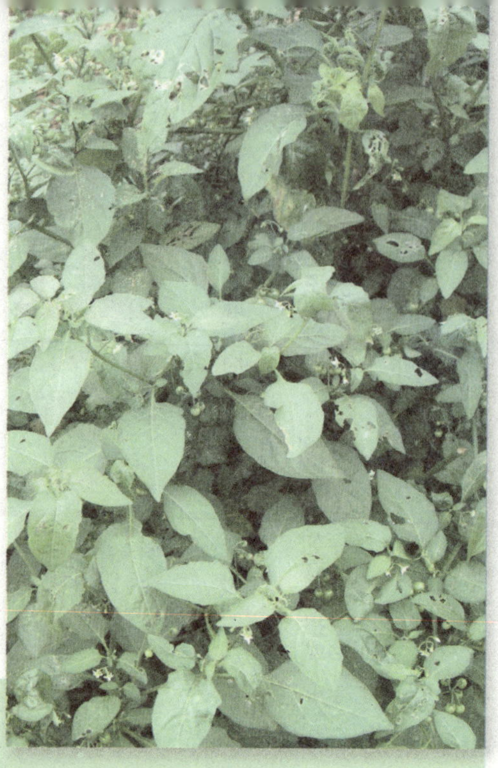

龙葵

别名 苦菜，苦葵，天茄子，天天茄，救儿草。

来源 茄科茄属植物龙葵的全草。

性味 寒，苦。

采集与使用

采集加工： 8—10 月采收，除去杂质，鲜用或晒干。

药用功效： 清热解毒、活血消肿，治疗疮、痈肿、丹毒、跌打扭伤、慢性气管炎、急性肾炎。

用药部位： 全草。

使用方法： 煎汤内服；外用时捣敷或煎水洗。

药材性状

茎圆柱形，表面黄绿色，具纵皱纹，质硬而脆。叶皱缩或破碎。气微，味淡。

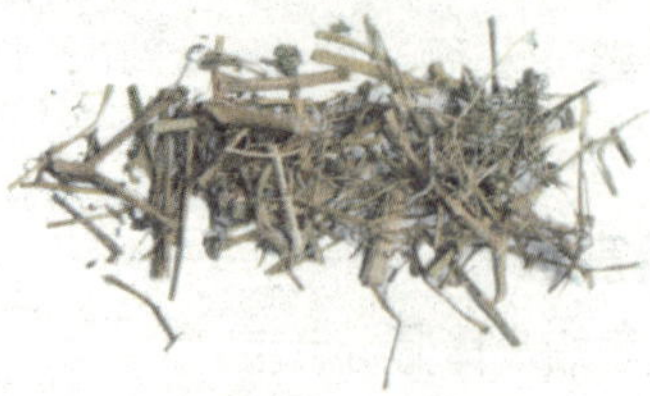

识别特征

一年生草本，高约 60 厘米。茎直立或下部偃卧，有棱角，沿棱角稀被细毛。叶互生，卵形；叶大小相差很大；叶缘具波状疏锯齿，每边 3 ~ 4 齿；叶柄长 15 ~ 35 毫米，大叶的柄长可达 5 厘米。伞状聚伞花序侧生，花柄下垂，每花序有 4 ~ 10 花，花白色；萼圆筒形，外疏被细毛，裂片 5 裂，卵状三角形；花冠无毛，裂片轮状伸展，5 片，呈长方卵形。浆果球状，有光泽，成熟时红色或黑色。种子扁圆形。

生长习性

生于农田、路旁或荒地，分布于全国各地。

药用宜忌

孕妇慎用。

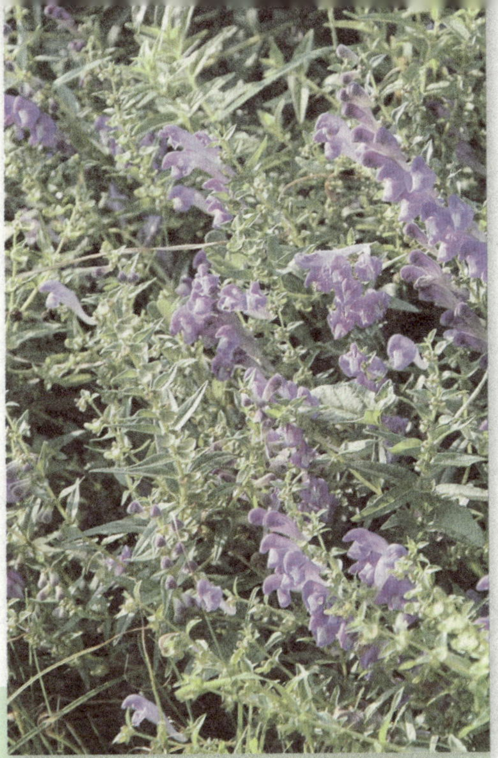

黄芩

别名 黄文，虹胜，经芩，印头，内虚，空肠，元芩，土金茶根。

来源 为唇形科黄芩属植物黄芩的干燥根。

性味 寒，苦。

识别特征

一年生草本，高约60厘米。茎直立或下部偃卧，有棱角，沿棱角稀被细毛。叶互生，卵形，基部宽楔形或近截形，渐狭小至叶柄，先端尖或长尖；叶大小相差很大；叶缘具波状疏锯齿，每边3～4齿；叶柄长15～35毫米，大叶的柄长可达5厘米。伞状聚伞花序侧生，花柄下垂，每花序有4～10花，花白色；花冠无毛，裂片轮状伸展，5片，呈长方卵形；花柱下半部密生长柔毛，柱头圆形。浆果球状，有光泽，成熟时红色或黑色。种子扁圆形。

采集与使用

采集加工： 春、秋二季采挖，将根挖出后除去茎苗、须根及泥土，晒至半干时撞去栓皮，再晒至全干。生用、酒炒或炒炭用。

药用功效： 清热燥湿、泻火解毒、止血安胎，用于湿温、暑温、胸闷呕恶、湿热痞满、泻痢、黄疸、肺热咳嗽、高热烦渴、血热吐衄、痈肿疮毒、胎动不安等症。

用药部位： 干燥根。

使用方法： 煎汤内服，也可入丸、散；外用时煎水洗或研末撒。

药材性状

根呈圆锥形，表面棕黄色或深黄色。质硬而脆，易折断。气微，味苦。

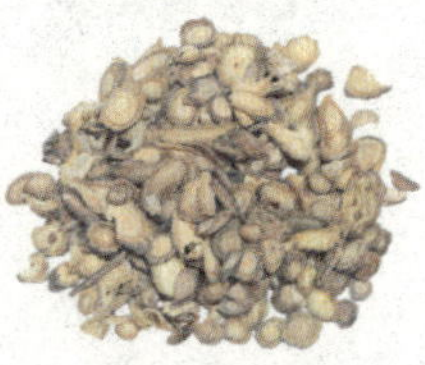

生长习性

喜阳、喜温、耐旱、抗严寒能力较强，在中性或微酸性并含有一定腐殖质层的土壤中生长良好。

药用宜忌

脾肺虚热者忌用。恶葱。

黄连

别名 川连，味连，鸡爪连。

来源 毛茛科植物黄连的根茎。

性味 寒，苦。

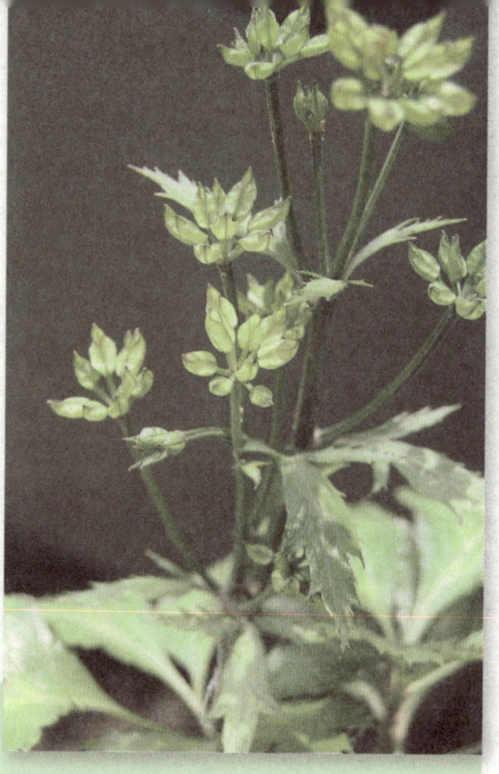

采集与使用

采集加工：黄连栽后4—5年的10—11月采收，取根茎在黄连炕上烘炕干燥。

药用功效：清热泻火、燥湿、解毒，主治热病邪入心经之高热、烦躁、谵妄，热盛迫血妄行之吐衄、泄泻、痢疾，心火亢盛之心烦失眠、胃热呕吐。

用药部位：干燥根茎。

使用方法：煎汤内服，也可研末入丸、散；外用时研末调敷，煎水洗，熬膏涂，浸汁涂。

生长习性

生于海拔1000 ~ 2000米山地密林中或山谷阴凉处。野生或栽培。分布于湖北、湖南、四川、贵州、陕西等地；在湖北西部、四川东部和陕西南部有较大量栽培。

识别特征

多年生草本。根茎呈黄色，分枝，密生须根。叶基生；有叶柄；叶片坚纸质，卵状三角形，3全裂；中央裂片有细柄，卵状菱形，顶端急尖，羽状深裂，边缘有锐锯齿，侧生裂片不等2深裂。花葶1 ~ 2，二枝或多枝聚伞花序，有花3 ~ 8朵；总苞片通常3，披针形；花瓣线形或线状披针形；雄蕊多数；心皮8 ~ 12，离生，有短柄。蓇葖果。种子7 ~ 8粒，长椭圆形，褐色。

药材性状

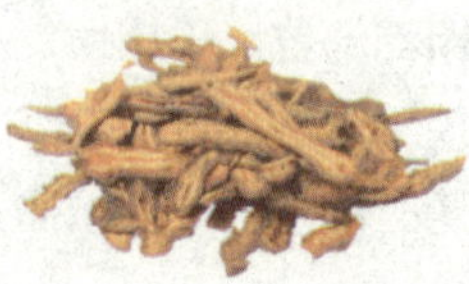

根茎多簇状分枝，弯曲互抱，质坚硬，皮部橙红色或暗棕色，木部鲜黄色或橙黄色。气微，味极苦。

药用宜忌

胃虚呕恶、脾虚泄泻者均应慎服。

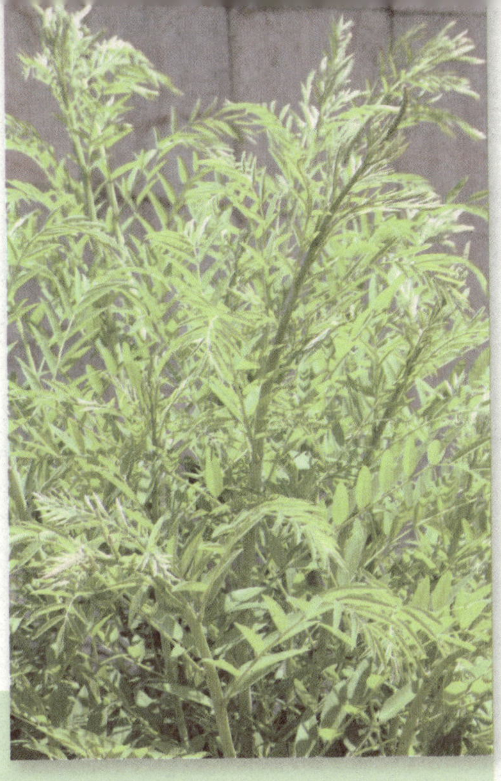

苦参

别名 苦骨，川参，凤凰爪，牛参。

来源 豆科槐属植物苦参的干燥根。

性味 寒，苦。

采集与使用

采集加工： 9—10月挖取全株，用刀分割成单根，晒干或烘干。

药用功效： 清热燥湿、祛风杀虫，主治湿热泻痢、肠风便血、黄疸、小便不利、水肿、带下、阴痒、疥癣、麻风、皮肤瘙痒、湿毒疮疡。

用药部位： 干燥根。

使用方法： 煎汤内服，也可入丸、散；外用时煎水熏洗，研末敷，也可浸酒擦。

药材性状

根呈长圆柱形，质硬，不易折断，切面黄白色。气微，味极苦。

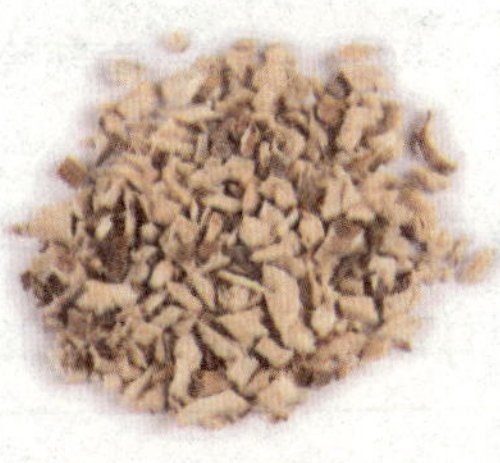

识别特征

落叶半灌木，高1.5～3米。根圆柱状，外皮黄白色。奇数羽状复叶；小叶15～29，叶片披针形至线状披针形，先端渐尖，基部圆，有短柄，全缘，背面密生平贴柔毛；托叶线形。总状花序顶生，被短毛，苞片线形；花冠蝶形，淡黄白色；旗瓣匙形，翼瓣无耳，与龙骨瓣等长。荚果线形，先端具长喙，成熟时不开裂，长5～8厘米。种子间微缢缩，呈不明显的串珠状，疏生短柔毛。种子3～7颗，近球形，黑色。

生长习性

生于沙地或向阳山坡草丛中及溪沟边，分布于全国各地。

药用宜忌

脾胃虚寒者禁服。反藜芦。

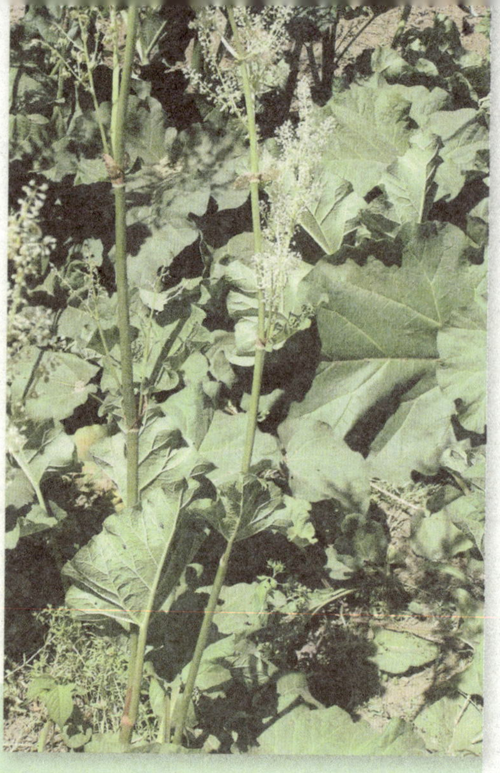

大黄

别名 葵叶大黄，北大黄，天水大黄，将军。

来源 为蓼科大黄属植物掌叶大黄的根及根茎。

性味 寒，苦。

采集与使用

采集加工： 秋末茎叶枯萎或次春发芽前采挖，除去细根，刮去外皮，切瓣或段，用绳穿成串干燥或直接干燥。

药用功效： 泻热通肠、凉血解毒、逐瘀通经，主治实热便秘、积滞腹痛、泻痢不爽、湿热黄疸、血热吐衄、目赤、咽肿、肠痈腹痛、血闭、跌打损伤、上消化道出血、烫伤。

用药部位： 干燥根及根茎。

使用方法： 煎汤内服，也可研末入丸、散；外用时研末用水或醋调敷。

药材性状

根茎呈类卵圆形或不规则块状，髓部中有紫褐色星点，紧密排列成圈环状。气特殊，味苦而微涩。

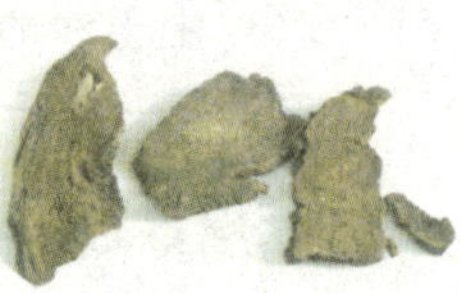

识别特征

多年生高大草本，高2米左右，根粗壮，茎直立，光滑无毛，中空。根生叶大，有肉质粗壮的长柄，约与叶片等长，叶片宽心形或近圆形；茎生叶较小，互生；托叶鞘大，淡褐色，膜质。圆锥花序大形，分枝弯曲，开展，被短毛；花小，数朵成簇，互生于枝上，幼时呈紫红色。瘦果三角形，有翅，顶端微凹，基部略呈心形，棕色。

生长习性

生于山地林缘半阴湿地方或草坡，野生或栽培。分布于四川西部、云南西北部、陕西、甘肃东南部等地。

药用宜忌

女性妊娠期、哺乳期、月经期慎服。

火麻仁

别名 茈，麻子，麻子仁，大麻子，大麻仁，冬麻子，火麻子。

来源 为桑科大麻属植物大麻的种仁。

性味 平，甘。

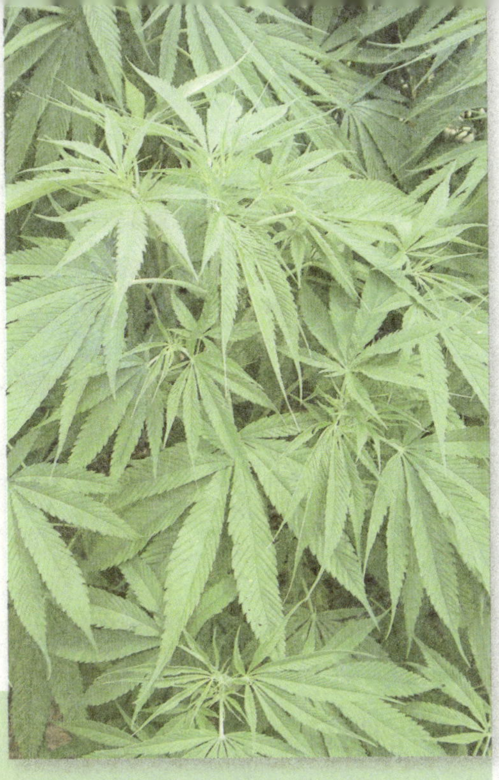

采集与使用

采集加工： 秋冬果实成熟时，割取全株，晒干，打下果实，除去杂质。

药用功效： 润燥、滑肠、通淋、活血，主治肠燥便秘、消渴、热淋、风痹、痢疾。

用药部位： 干燥种仁。

使用方法： 煎汤内服，也可研末入丸、散；外用时捣敷或榨油涂。

药材性状

果实呈扁卵圆形，外果皮菲薄，内果皮坚脆。气微、味淡，嚼后稍有麻舌感。

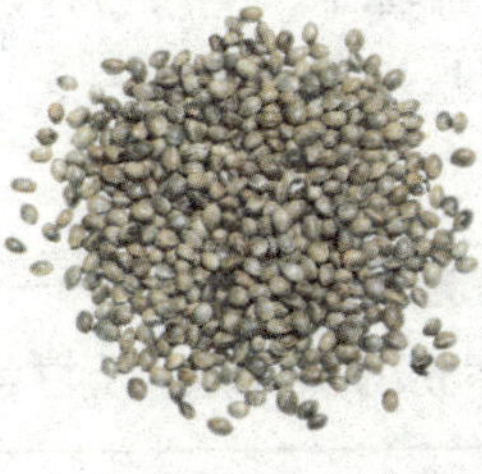

识别特征

一年生草本，高 1 ~ 3 米。茎直立，分枝，表面有纵沟，密被短柔毛。掌状复叶互生，茎下部的叶对生；小叶 3 ~ 11 片，披针形至线状披针形；柄长 4 ~ 14 厘米，有短绵毛。花单性，雌雄异株；雄花呈疏生的圆锥花序，黄绿色，花被 5，长卵形，覆瓦状排列，雄蕊 5 个，花丝细长；雌花丛生于叶腋，绿色，每朵花外被 1 卵形苞片，花被 1 片，膜质；雌蕊 1 个，子房圆球状，花柱分为 2 枝。瘦果扁卵形，有细网纹，外围包以黄褐色的苞片。

生长习性

喜温暖湿润气候，对土壤要求不严，以土层深厚、疏松肥沃、排水良好的砂质土壤或黏质土壤为宜。

药用宜忌

畏牡蛎、白薇、茯苓。便溏、阳痿、遗精、带下、肠滑者尤忌。

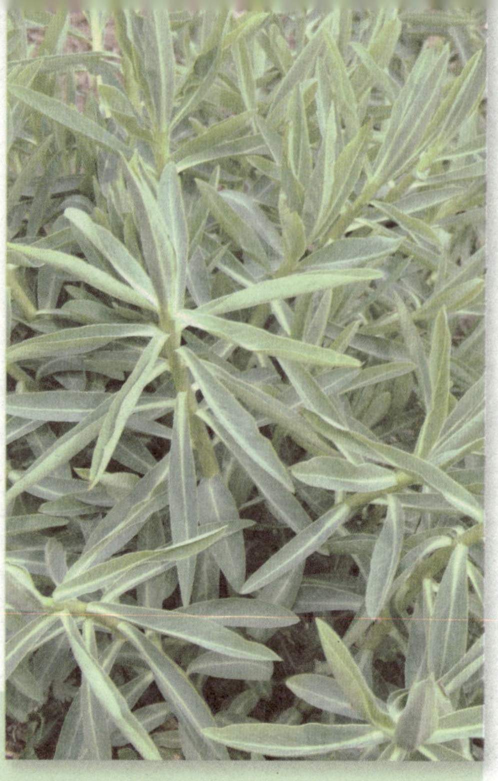

京大戟

别名 龙虎草，将军草，九头狮子。

来源 为大戟科多年生草本植物大戟的根。

性味 寒，苦、辛。有毒。

识别特征

多年生草本，全株含乳汁。茎直立，被白色短柔毛，上部分枝。叶互生，长圆状披针形至披针形，长 3 ~ 8 厘米，宽 5 ~ 13 毫米，全缘。伞形聚伞花序顶生，通常有 5 伞梗，腋生者多只有 1 梗，伞梗顶生 1 杯状聚伞花序，其基部轮生卵形或卵状披针形苞片 5，杯状聚伞花序总苞坛形，顶端 4 裂，腺体椭圆形；雄花多数，雄蕊 1 个；雌花 1 个，子房球形，3 室，花柱 3 柱，顶端 2 浅裂。蒴果三棱状球形，表面有疣状突起。

生长习性

生于山坡、路旁、荒地、草丛、林缘及疏林下，主产于江苏、四川、广西等地。

药用宜忌

体弱及孕妇忌用。反甘草。

采集与使用

采集加工：秋、冬二季采挖，晒干，生用或醋煮后用。

药用功效：泻下逐饮、消肿散结，主治水肿胀满、胸腹积水、痰饮积聚、气逆咳喘、二便不利。

用药部位：干燥根。

使用方法：煎汤内服，也可研末入丸、散。内服宜醋制，以减低毒性。

药材性状

干燥根质坚硬，不易折断，断面类白色或淡黄色，纤维性。气微，味微苦涩。

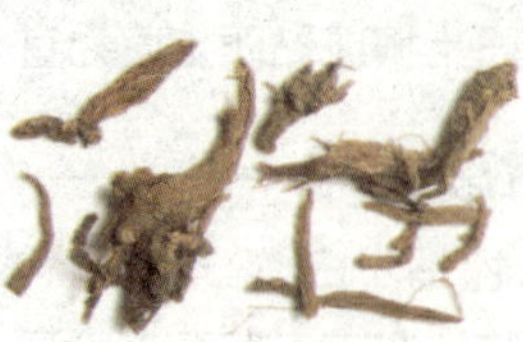

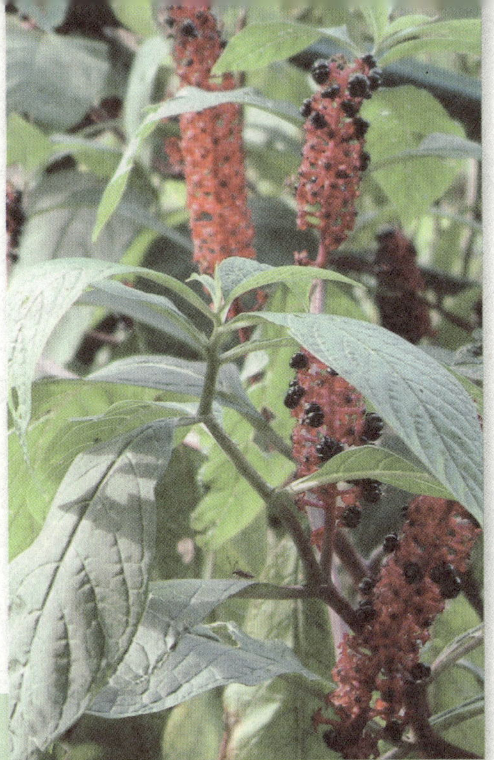

商陆

别名 山萝卜，水萝卜，当陆。

来源 为商陆科商陆属植物商陆的根。

性味 寒，苦。有毒。

识别特征

多年生草本，高约 1.5 米。全株光滑无毛。根粗壮，圆锥形，肉质，外皮淡黄色，有横长皮孔，侧根甚多。茎绿色或紫红色，多分枝。单叶互生，具柄，柄的基部稍扁宽；叶片卵圆形或椭圆形，先端急尖或渐尖，基部渐狭，全缘。总状花序顶生或与叶对生，花序直立；花被片 5 片，卵形，初白色后渐变为淡红色。浆果，扁圆状，有宿萼，熟时呈深红紫色或紫黑色。种子肾形黑色。

生长习性

喜温暖湿润气候，耐寒。适宜生长温度为 14 ~ 30℃。以土层深厚、疏松、肥沃、富含腐殖质、排水良好的砂质壤土为好，不宜低洼或黏重土栽培。生于路旁、水边、林下、田野。

药用宜忌

体虚水肿者慎服，孕妇忌服。

采集与使用

采集加工： 直播的在播种后 2—3 年收获，育苗移栽的在移栽后 1—2 年收获。冬季倒苗时采挖，割去茎秆，挖出根部，横切成 1 厘米厚的薄片，晒干或烘干。

药用功效： 逐水消肿、通利二便、解毒散结，主治水肿胀满、二便不通、瘰疬、疮毒。

用药部位： 干燥根。

使用方法： 煎汤内服，也可入散剂；外用时捣敷。

药材性状

干燥根横切或纵切成不规则的块片，大小不等。质坚，不易折断。气微，味稍甜后微苦，久嚼之麻舌。

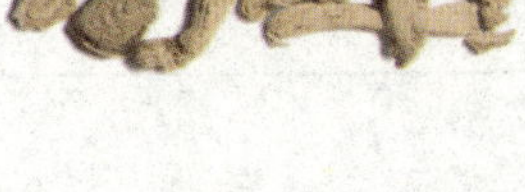

牵牛子

别名 草金铃，金铃，黑牵牛，白牵牛，黑丑，白丑。

来源 为旋花科牵牛属植物圆叶牵牛的种子。

性味 寒，苦、辛。有毒。

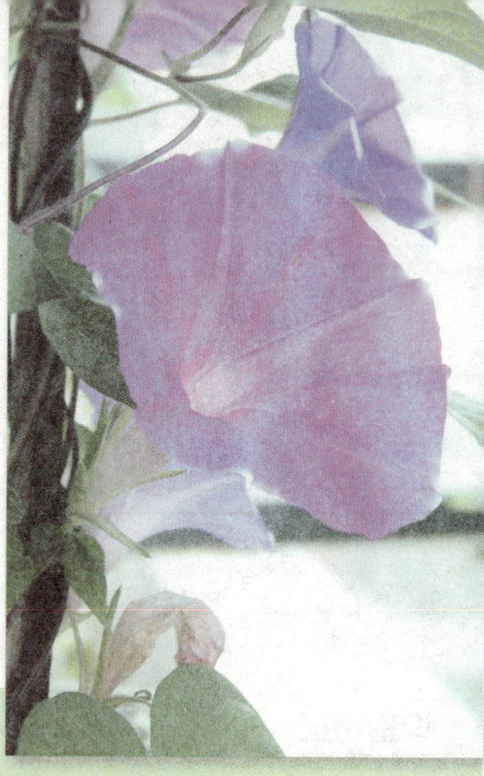

识别特征

一年生攀缘草本，茎缠绕，多分枝，全体具白色短毛。叶互生，心脏形，先端短尖，全缘。叶柄较花梗长。花1～5朵成簇腋生，具总梗；花萼5深裂，裂片狭披针形，先端长尖，基部被硬毛；花冠漏斗状，先端5浅裂，紫色或淡红色，上部色较深，下部色浅或为白色；雄蕊5个，生于花冠近基部，花药长圆形；子房圆形，3室，花柱长于雄蕊，柱头头状。蒴果球形，种子5～6枚，黑褐色或白色、浅黄色，无毛。

采集与使用

采集加工： 8—10月果实成熟时将藤割下，打出种子，除去果壳杂质，晒干。

药用功效： 泄水通便、消痰涤饮、杀虫攻积，用于治疗水肿胀满、二便不通、痰饮积聚、气逆喘咳、虫积腹痛、蛔虫、绦虫病。

用药部位： 干燥种子。

使用方法： 煎汤内服，也可研末入丸、散。炒用药性较缓。

生长习性

适应性较强，对气候土壤的要求不严，但以温和的气候和中等肥沃的砂质土壤栽培为宜。生于山野、田野、墙脚下、路旁，也有栽培。

药材性状

种子表面灰黑色或淡黄白色，质硬。无臭，味辛、苦，有麻舌感。

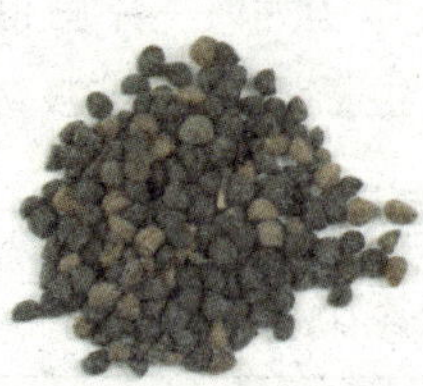

药用宜忌

孕妇禁服，体质虚弱者慎服。不宜多服、久服。

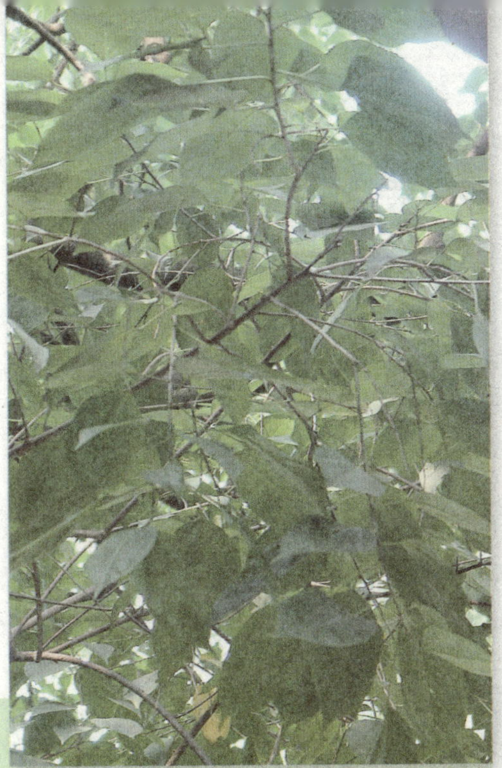

巴豆

别名 江子，巴果，红子仁，毒鱼子，巴仁。

来源 为大戟科植物巴豆的果实。

性味 热，辛。有大毒。

识别特征

常绿乔木，高 6 ~ 10 米。幼枝绿色，被稀疏星状柔毛或无毛；叶互生，叶片卵形或长圆状卵形，先端渐尖，基部圆形或阔楔形，近叶柄处有 2 腺体，叶缘有疏浅锯齿，两面均有稀疏星状毛。花单性，雌雄同株；总状花序顶生，上部着生雄花，下部着生雌花，亦有全为雄花者；花梗细而短，有星状毛；雄花绿色，较小，花萼 5 裂，疏生细微的星状毛，萼片卵形；花瓣 5 瓣，反卷，内面密生细的绵状毛。蒴果长圆形至倒卵形，有 3 钝角。种子长卵形，3 枚，淡黄褐色。

采集与使用

采集加工： 8—9 月果实成熟时采收，晒干后除去果壳，收集种子，晒干。

药用功效： 泻寒积、通关窍、逐痰、行水、杀虫，主治冷积凝滞、胸腹胀满急痛、血瘕、痰癖、泻痢、水肿、喉风、喉痹、恶疮疥癣。

用药部位： 干燥果实。

使用方法： 入丸、散内服，宜用巴豆霜，以降低毒性。以棉裹塞耳鼻，捣膏涂或以绢包擦患处。

药材性状

果实呈卵圆形，表面棕色或灰棕色。无臭，味辛辣。

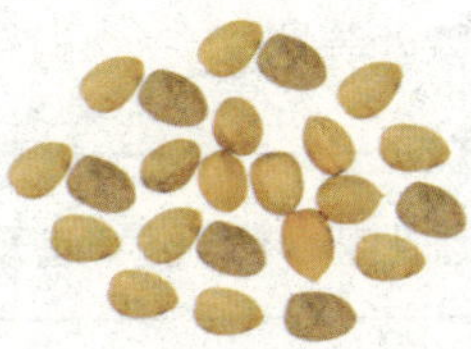

生长习性

多为栽培物。野生生于山谷、溪边、旷野，有时亦见于密林中，分布于四川、湖南、湖北、云南、贵州。

药用宜忌

无寒实积滞、孕妇及体弱者忌服。

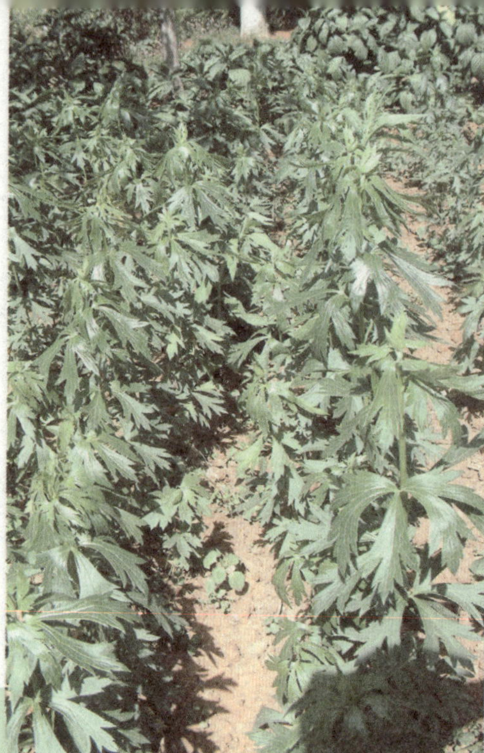

川乌头

别名 乌头，乌喙，奚毒，即子，鸡毒，毒公，耿子，川乌。

来源 为毛茛科乌头属植物乌头（栽培品）的母根。

性味 热，辛、苦。有大毒。

采集与使用

采集加工：6月下旬至8月上旬采挖，除去地上部分茎叶，摘下子根（附子），取母根（川乌头），晒干。

药用功效：祛风除湿、温经，主治风寒湿痹、跌打瘀痛、阴疽肿毒。

用药部位：干燥母根。

使用方法：煎汤内服，也可研末入丸、散，内服须炮制后用，入汤剂应先煎1—2小时，以降低其毒性；外用时研末撒或调敷。

药材性状

根为不规则圆锥形。质坚实，断面类白色或浅灰黄色。气微，味辛辣，麻舌。

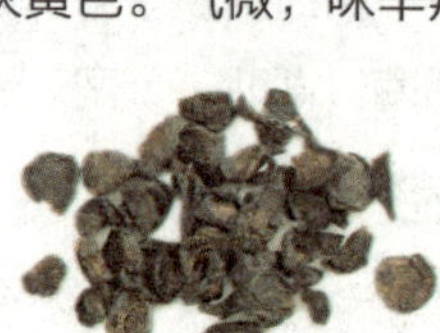

识别特征

多年生草本，高60～150厘米。块根倒圆锥形，栽培品的侧根甚肥大，外皮黑褐色。茎直立，中部以上疏被反曲的短柔毛。叶互生；茎下部叶在开花时枯萎；叶片五角形，基部浅心形，先端急尖或短渐尖，近羽状分裂，二回羽裂片2对，斜三角形，具1～3枚牙齿；侧全裂片不等2深裂，各裂片边缘有粗齿或缺刻，革质或纸质。总状花序顶生；花序轴及花梗被反曲而紧贴的短柔毛；花两性，两侧对称。种子多数，三棱形。

生长习性

生于山地草坡或灌丛中，主产于四川、陕西等地。

药用宜忌

阴虚阳盛、热证疼痛者及孕妇禁服。

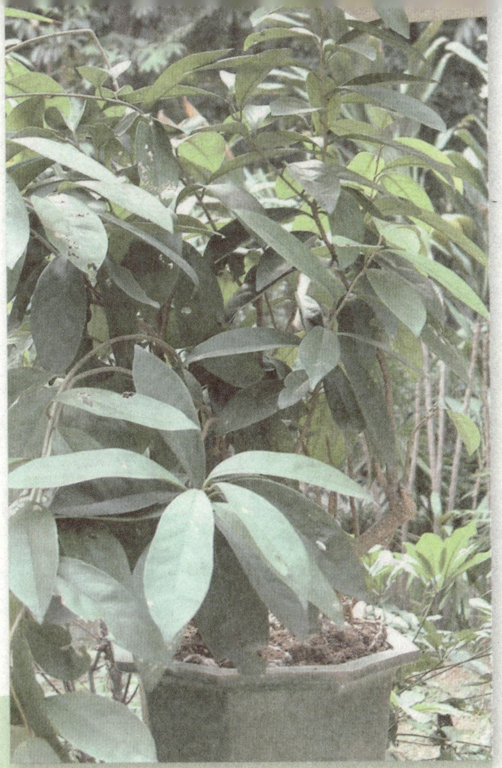

丁公藤

别名 麻辣子，包公藤。

来源 为旋花科丁公藤属植物丁公藤的藤茎。

性味 温，辛。有小毒。

采集与使用

采集加工： 全年可采，洗净，切段，隔水蒸 2—4 小时后，晒干备用。

药用功效： 祛风胜湿、舒筋活络、消肿、止痛，用于治疗风湿性关节炎、类风湿性关节炎、坐骨神经痛、半身不遂、跌打肿痛。

用药部位： 干燥藤茎。

使用方法： 煎汤内服，也可配制药酒内服或外擦。

识别特征

木质藤本，长约 12 米。小枝干后黄褐色，明显有棱。单叶互生；叶柄长 0.8 ~ 1.2 厘米；叶片革质，椭圆形或倒长卵形，先端钝或钝圆，基部渐狭成楔形。聚伞花序腋生和顶生，花序轴和花梗被淡褐色柔毛；花萼球形，萼片 5，近圆形，外面被淡褐色柔毛并有缘毛；花冠白色，5 裂，裂片长圆形，全缘或浅波状；子房圆柱形，柱头圆锥状，贴着子房。浆果卵状椭圆形。种子 1 颗。

药材性状

干燥藤茎切片椭圆形，黄褐色或浅黄棕色，质坚硬，不易折断。无臭，味淡。

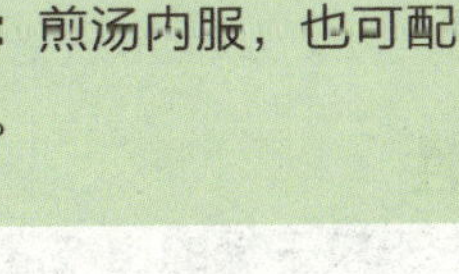

生长习性

生于山谷湿润密林中或路旁灌丛中。分布于广东、海南等地。

药用宜忌

本品有强烈的发汗作用，虚弱者慎用，孕妇忌服。

两面针

别名 上山虎，下山虎，金椒，两边针，乌不踏，入地金牛。

来源 为芸香科花椒属植物两面针的根或枝叶。

性味 平，苦、辛。有小毒。

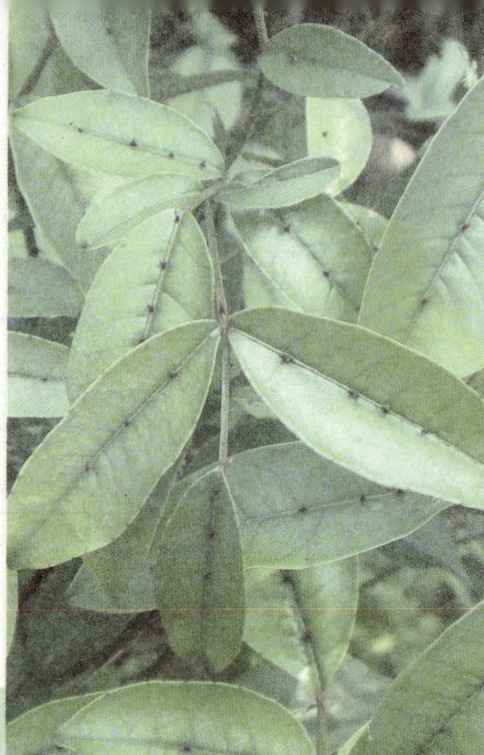

识别特征

两面针为常绿木质藤本，高1～2米。茎枝、叶轴背面和小叶两面中脉上都有钩状皮刺。根黄色，味辛辣。羽状复叶互生，小叶3～11，对生，革质，卵形至卵状长圆形，有油点，边缘微具波状疏锯齿，基部圆或宽楔形。伞房状圆锥花序腋生，花小，单性；萼片4；花瓣4。果紫红色，干时硬而皱，有粗大腺点。种子近球形，黑色光亮。

采集与使用

采集加工：全年均可采挖，洗净，润透，切片或段，晒干。

药用功效：行气止痛、活血化瘀、祛风活络，主治风湿骨痛、喉痹、瘰疬、胃痛、牙痛、跌打损伤，以及汤、火烫伤。

用药部位：干燥根或枝叶。

使用方法：煎服，也可研末或泡酒饮；外用时煎水洗，捣敷、酒磨涂或研末撒。

生长习性

野生于较干燥的山坡灌木丛中或疏林中、路旁，喜温暖湿润的环境，主产于广东、广西、云南、海南、湖南等地。

药材性状

干燥根为不规则块片或短段，皮部淡棕色，木部淡黄色，可见同心性环纹及密集的小孔。质坚硬。气微香，味辛辣，麻舌且苦。

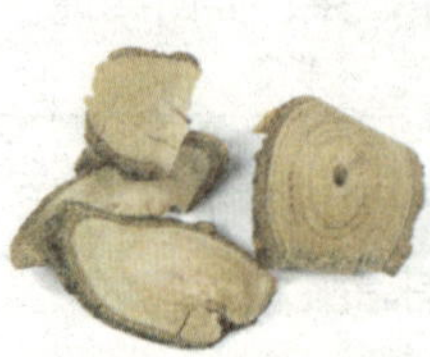

药用宜忌

本品有小毒，不能服用过量，忌与酸味食物同服。孕妇禁服。

威灵仙

别名 铁脚威灵仙，能消，灵仙，黑脚威灵仙，黑骨头。

来源 毛茛科植物威灵仙的干燥根及根茎。

性味 温，辛、咸、微苦。

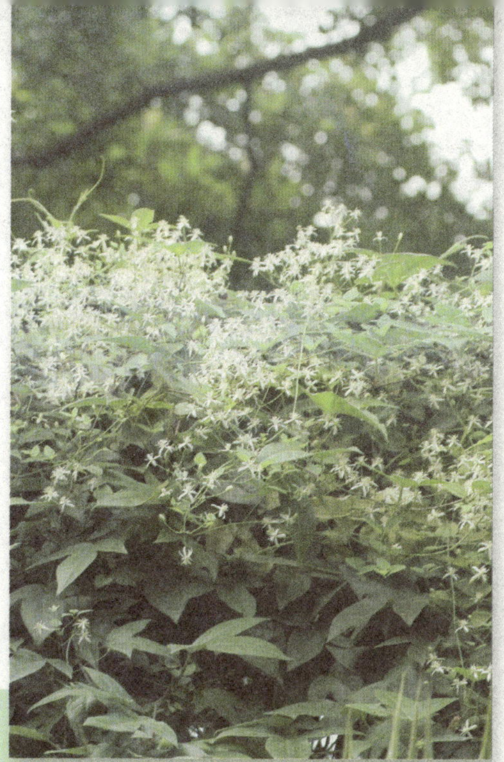

采集与使用

采集加工： 栽后2年于秋、冬两季挖取根部，除去茎叶，洗净泥土，切段后晒干。

药用功效： 祛风湿、通经络、消痰涎、散癖积，主治痛风、顽痹、腰膝冷痛、脚气、疟疾、症瘕积聚、破伤风。

用药部位： 干燥根和根茎。

使用方法： 煎汤内服，也可入丸、散，泡酒饮；外用时捣敷，煎水熏洗。

药材性状

根细长圆柱形，表面棕褐色或黑褐色，有细纵纹。质硬脆，易折断。气微，味微苦。

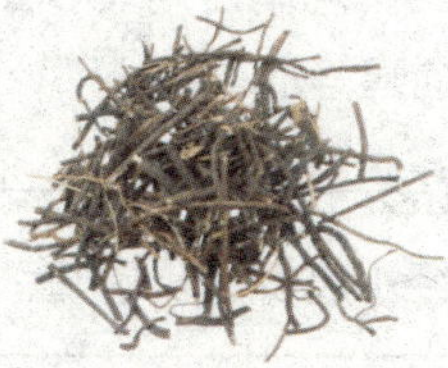

识别特征

木质藤本，长3～10米。干后全株变黑色。茎近无毛。叶对生；一回羽状复叶，小叶5，有时3或7；小叶片纸质，窄卵形、卵形或卵状披针形，或线状披针形，先端锐尖或渐尖，基部圆形、宽楔形或浅心形，全缘，两面近无毛，或下面疏生短柔毛。圆锥状聚伞花序，多花，腋生或顶生；花两性；花瓣无；雄蕊多数，不等长，无毛；心皮多数，有柔毛。瘦果扁、卵形，长3～7毫米，疏生紧贴的柔毛，宿存花柱羽毛状，长达2～5厘米。

生长习性

野生于山谷、山坡、林边或灌木丛中。对气候、土壤要求不严，但以凉爽、荫蔽的环境为佳。我国西南、华东、中南及陕西等地有分布。

药用宜忌

气虚血弱、无风寒湿邪者忌服。

路路通

别名 枫实，枫木上球，枫香果，枫果，聂子，狼目，枫球子，狼眼，枫树球，九空子。

来源 金缕梅科枫香属植物枫香树的干燥成熟果实。

性味 平，苦。

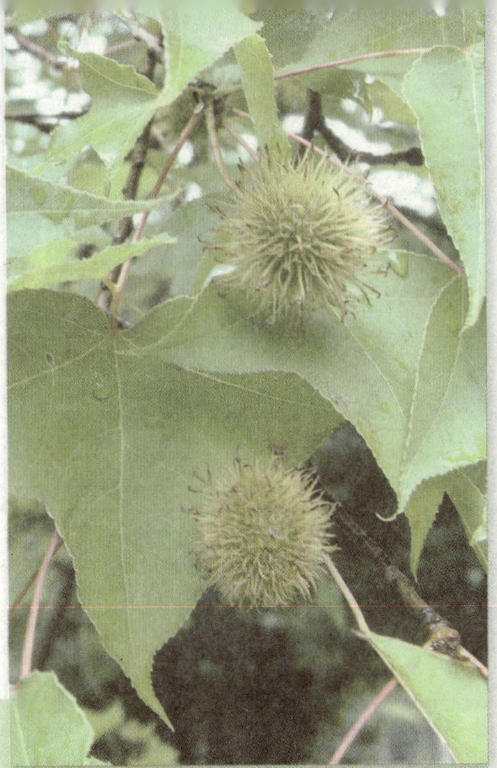

识别特征

落叶乔木，高 20 ~ 40 米；树皮幼时灰白，平滑，老时褐色、粗糙。叶互生；托叶线形，早落；叶片心形，常 3 裂，幼时及萌发枝上的叶多为掌状 5 裂，裂片卵状三角形或卵形，先端长渐尖，基部心形或截形，边缘有细锯齿。花单性，雌雄同株，无花被；雄花淡黄绿色，呈总状花序，有锈色细长毛；雌花呈圆球形的头状花序，被毛。复果圆球形，下垂，表面有刺，蒴果多数，密集复果之内，长椭圆形，成熟时顶孔开裂。种子多数，细小，扁平，棱上有时略有翅。

采集与使用

采集加工： 冬季果实成熟后采收，除去杂质，干燥。

药用功效： 祛风通络、利水除湿，主治肢体痹痛、手足拘挛、胃痛、水肿、胀满、经闭、乳少、痈疽、痔漏、疥癣、湿疹。

用药部位： 干燥果实。

使用方法： 煎汤内服；外用时煅存性研末调敷或烧烟闻嗅。

生长习性

生于湿润及土壤肥沃的地方，分布于陕西、河南、湖北、安徽、江苏、浙江、福建等地。

药材性状

果实表面灰棕色或棕褐色，有多数尖刺及喙状小钝刺。体轻，质硬，不易破开。气微，味淡。

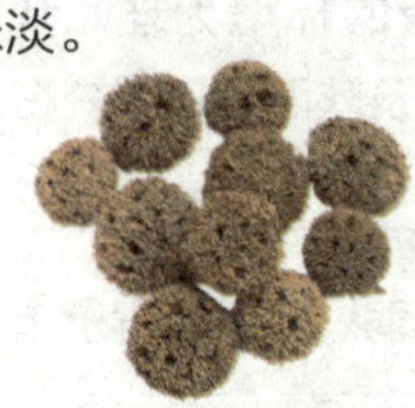

药用宜忌

凡经水过多者及孕妇忌用。

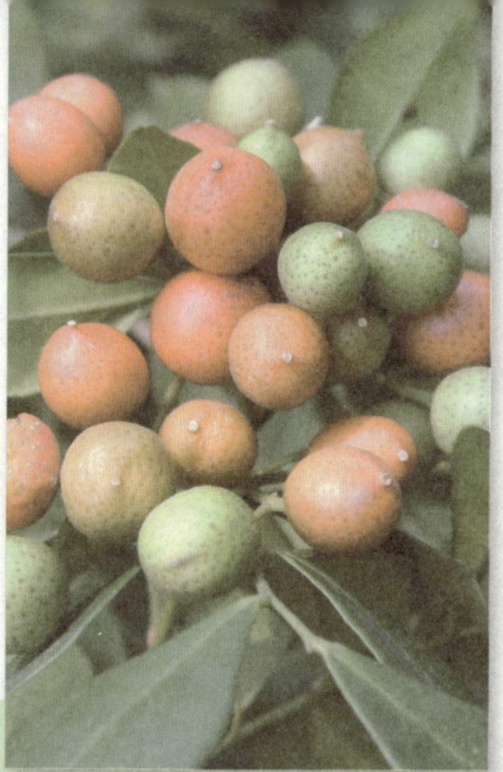

九里香

别名 千里香，五里香，七里香。

来源 芸香科植物九里香的干燥叶和带叶嫩枝。

性味 温，辛、微苦。

识别特征

常绿灌木或小乔木，高可过 8 米。枝白灰或淡黄灰色，但当年生枝绿色。奇数羽状复叶；小叶 3 ~ 7 片，倒卵形或倒卵状椭圆形，两侧常不对称，先端圆或钝，有时微凹，基部短尖，一侧略偏斜，全缘。花序通常顶生或顶生兼腋生；花多朵聚成伞状；花瓣 5，长椭圆形，盛花时反折；花柱与子房之间无明显界限，均为淡绿色，柱头黄色，粗大。果橙黄至朱红色，阔卵形或椭圆形，顶部短尖；种子有棉质毛。

采集与使用

采集加工： 生长旺盛期结合摘心、整形修剪采叶，成林植株每年采收枝叶 1—2 次，晒干。

药用功效： 行气、活血、祛风、除湿，并有麻醉镇痛作用，主治脘腹气痛、胃痛、风湿痹痛、肿毒、疥疮、皮肤瘙痒、跌打肿痛、牙痛、虫蛇咬伤。

用药部位： 九里香的干燥叶和带叶嫩枝。

使用方法： 煎汤内服，泡酒饮，也可入散剂；外用时捣敷或煎水洗。

生长习性

生于平地、缓坡、小丘的灌木丛中，分布于福建、广东、广西、云南等地。

药材性状

枝呈圆柱形，质坚韧，不易折断，断面不平坦。小叶片呈倒卵形，黄绿色。气香，味苦、辛，有麻舌感。

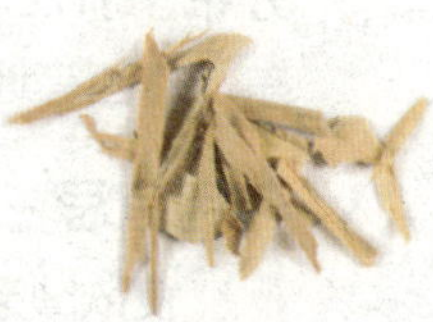

药用宜忌

阴虚火亢者忌用。

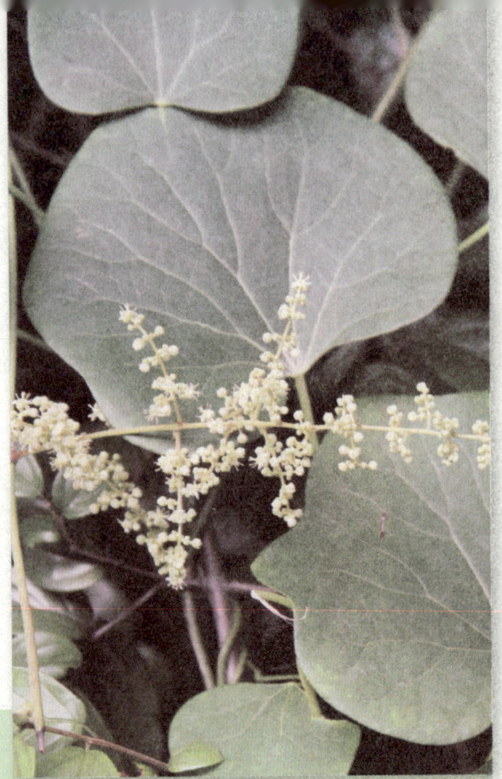

防己

别名 瓜防己，汉防己。

来源 为防己科千金藤属植物粉防己的块根。

性味 寒，苦、辛。

识别特征

多年生落叶藤本。块根通常圆柱状，肉质，深入地下；外皮淡棕色或棕褐色；具横纹。茎枝纤细，有直条纹。叶互生，叶片三角状宽卵形或阔三角形，先端钝，具小突尖，基部平截或略呈心形，全缘，上面绿色，下面灰绿色或粉白色，两面均被短柔毛，下面较密，掌状脉5条。花小，单性，雌雄异株；雄株为头状聚伞花序；雌株为缩短的聚伞花序，呈假头状，总状排列。核果球形，红色；内果皮背部有4行雕纹，中间2行呈鸡冠状隆起，每行有15～17颗，胎座迹不穿孔。

生长习性

生于山野丘陵、草丛或矮林边缘，分布于浙江、安徽、江西、福建、广东、广西等地。

采集与使用

采集加工： 9—11月采挖，修去芦梢，洗净或刮去栓皮，切成长段，粗根剖为2—4瓣，晒干。

药用功效： 行水、泻下焦湿热，治水肿臌胀、湿热脚气、手足挛痛、癣疥疮肿。

用药部位： 干燥根。

使用方法： 煎汤内服，也可入丸、散。

药材性状

块根体重，质坚实，断面平坦，灰白色，有排列较稀疏的放射状纹理。气微，味苦。

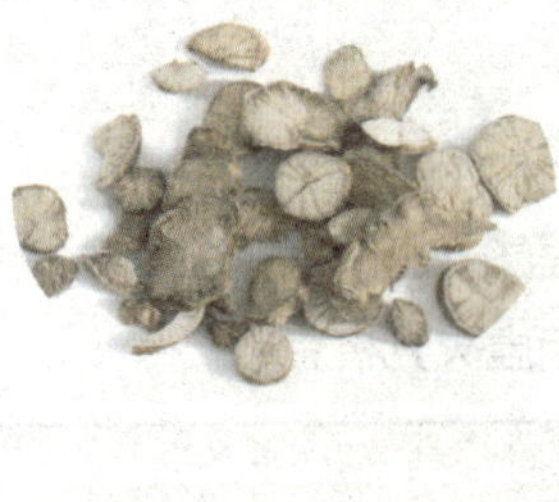

药用宜忌

食欲缺乏及阴虚无湿热者禁服。

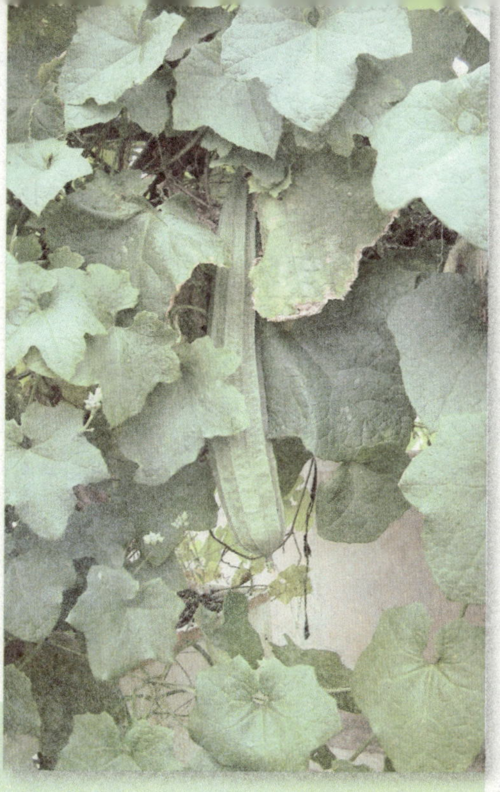

丝瓜络

别名 丝瓜网，丝瓜壳，瓜络，丝瓜瓤。

来源 为葫芦科丝瓜属植物丝瓜成熟果实的维管束。

性味 凉，甘。

识别特征

一年生攀缘草本。茎枝细长，柔弱，有角棱，粗糙或棱上有粗毛。叶互生，叶柄多角形，具柔毛；叶片轮廓三角形或近圆形；掌状3～7裂，裂片三角形，基部心形，顶端渐尖或锐减，边缘具细齿。花单生，雌雄单生；雄花雄蕊5，花药2室，多回折曲状，花丝分离；雌花子房下位，长圆柱状，柱头3，膨大。瓠果长圆柱状，常下垂，幼时肉质，绿而带粉白色，有纵向浅沟或条纹，成熟后黄绿色，内有坚韧的网状丝络。

生长习性

喜温暖环境，各地均有栽培。

药用宜忌

孕妇慎用。

采集与使用

采集加工： 9—11月果实成熟，果皮变黄、内部干枯时采摘，搓去外皮及果肉；或用水浸泡至果皮和果肉腐烂，取出洗净，除去种子，晒干。

药用功效： 通经活络、解毒消肿，主治胸胁疼痛、热痹、筋脉拘挛、乳汁不通、肺热咳嗽、水肿腹水、痈肿疮毒、乳痈、湿疹。

用药部位： 干燥成熟果实的维管束。

使用方法： 煎汤内服；外用时煅存性研末调敷。

药材性状

本品为丝状维管束交织而成，表面淡黄白色。体轻，质韧，有弹性，不能折断。气微，味淡。

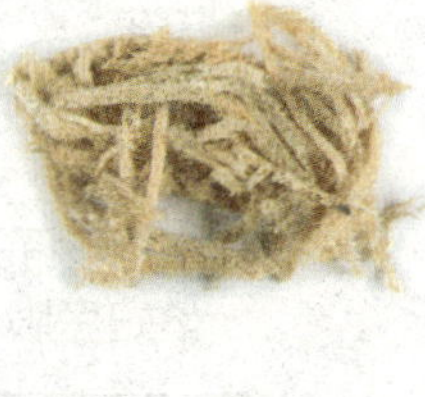

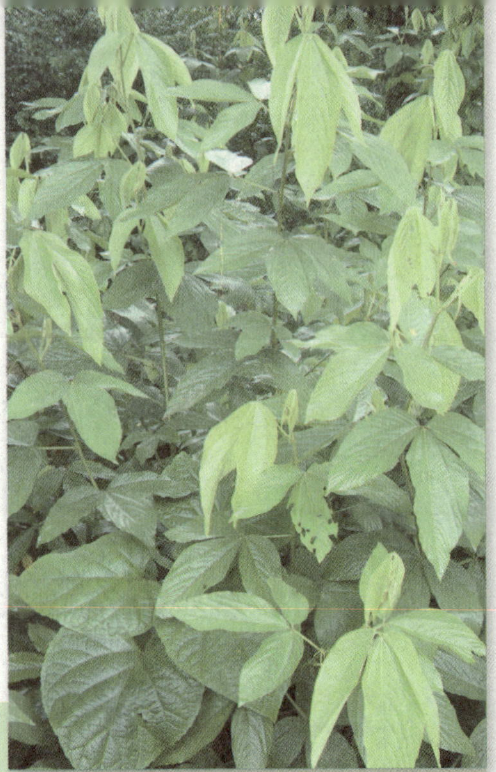

千斤拔

别名 大猪尾，千斤力，千斤红，红药头，白马屎。

来源 为豆科千斤拔属植物大叶千斤拔的根。

性味 平，甘、淡。

识别特征

直立半灌木，高 1 ~ 3 米。嫩枝、叶柄、叶背、花序均密生黄色短柔毛。叶柄有狭翅；三出复叶，顶生小叶宽披针形，先端渐尖，具短尖，基部圆楔形。总状花序腋生，花多而密；花萼钟状，萼齿 5，披针形，最下面 1 齿较长；花冠紫红色；雄蕊 10，二体；子房有丝状毛。荚果椭圆形，褐色，有短柔毛。种子 1 ~ 2 颗，球形，黑色。

生长习性

生于海拔 450 ~ 1800 米的空旷山坡上或山溪水边，分布于福建、江西、广东、广西、海南、四川、贵州、云南等地。

药用宜忌

孕妇忌服。

采集与使用

采集加工： 8—9 月采根，晒干。

药用功效： 祛风利湿、消瘀解毒，主治风湿痹痛、慢性肾炎、跌打损伤、痈肿、喉蛾。

用药部位： 干燥根。

使用方法： 煎汤内服，泡酒饮；外用时研末撒或捣烂调敷。

药材性状

干燥根横切面皮部棕红色，淡黄白色，有细放射状纹。质坚韧，不易折断。气微，味微甘、涩。

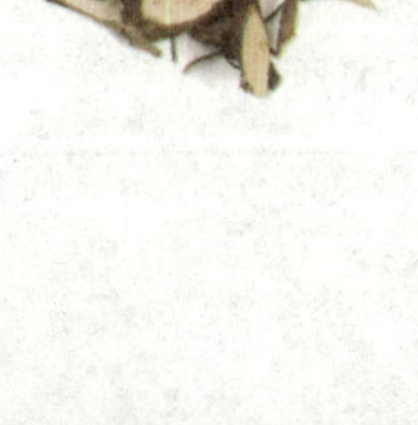

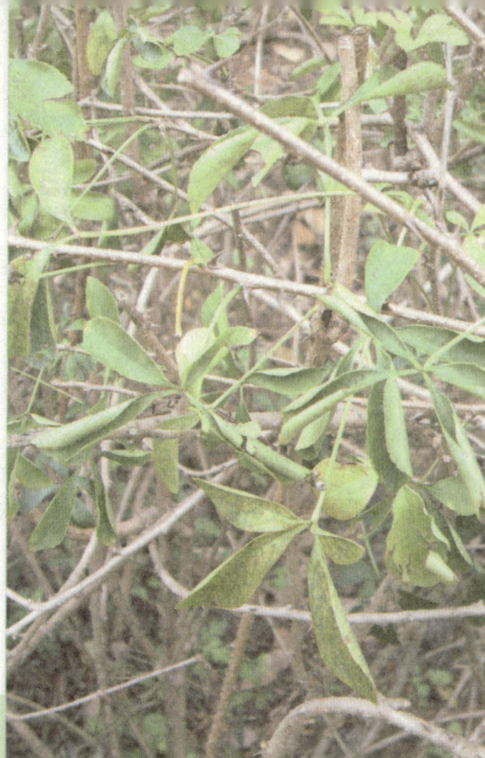

五加皮

别名 南五加皮，五花，小五爪风，五谷皮。

来源 五加科五加属植物细柱五加的根皮。

性味 温，辛、苦、微甘。

识别特征

灌木，有时蔓生状，高 2 ~ 3 米。枝灰棕色，无刺或在叶柄基部单生扁平的刺。叶为掌状复叶，在长枝上互生，在短枝上簇生；叶柄常有细刺；小叶 5，中央 1 片最大，倒卵形至倒披针形，先端尖或短渐尖，基部楔形，两面无毛，或沿脉上疏生刚毛，下面脉腋间有淡棕色簇毛，边缘有细锯齿。伞形花序腋生或单生于短枝顶端；萼 5 齿裂；花黄绿色，花瓣 5，长圆状卵形，先端尖，开放时反卷。核果浆果状，扁球形，成熟时黑色，宿存花柱反曲。种子 2 粒，细小，淡褐色。

采集与使用

采集加工： 栽后 3—4 年于 7—10 月采收，挖取根部，刮皮，抽去木心，晒干或炕干。

药用功效： 祛风湿、补肝肾、强筋骨、活血脉，主治风寒湿痹、腰膝疼痛、筋骨痿软、小儿行迟、体虚羸弱、跌打损伤、骨折、水肿、脚气、阴下湿痒。

用药部位： 干燥根皮。

使用方法： 煎汤内服，泡酒饮，也可入丸、散；外用时煎水熏洗或为末敷。

生长习性

生于海拔 200 ~ 1600 米的灌木丛林、林缘、山坡路旁和村落中。主产于湖北、湖南、浙江、四川。

药材性状

根皮呈不规则卷筒状。体轻，质脆，断面不整齐，灰白色。气微香，味微辣而苦。

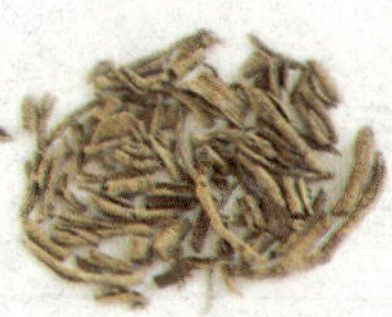

药用宜忌

阴虚火旺者慎服。

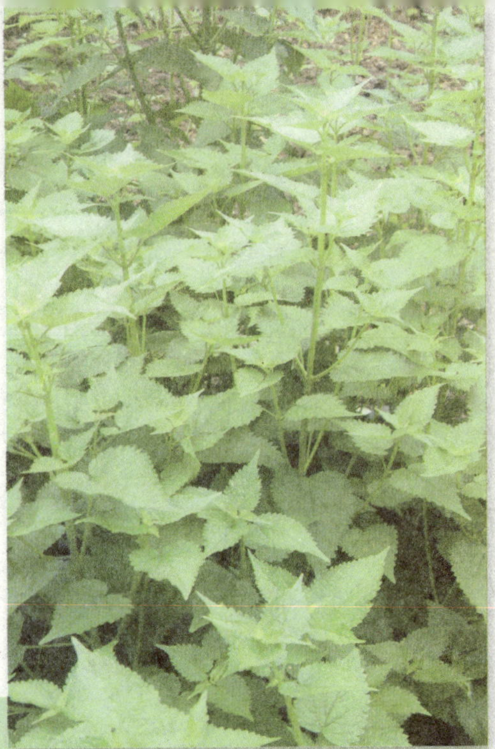

藿香

别名 土藿香，排香草，大叶薄荷。

来源 为唇形科藿香属植物的地上部分。

性味 微温，辛。

识别特征

多年生草本，高达1米，有香气。茎方形，略带红色，上部微被柔毛。叶对生，心状卵形或长圆状披针形，长2.5～11厘米，宽1.5～6.5厘米，边缘有不整齐的钝锯齿，下面有短柔毛和腺点。轮伞花序组成顶生的假穗状花序；苞片披针形；花萼筒状，具15条纵脉，5齿裂，有缘毛和腺点；花冠淡紫色或红色，2唇形，下唇中部裂片有波状细齿；雄蕊4，二强，伸出花冠外。小坚果顶端有毛。

生长习性

生于路边、田野，主产于四川、江苏、浙江、湖南。有人工栽培。

药用宜忌

不宜久煎。阴虚火旺者禁服。

采集与使用

采集加工：夏、秋二季枝叶茂盛时或花初开时采割，阴干；趁鲜切段阴干。

药用功效：祛暑解表、化湿和胃，主治夏令感冒、寒热头痛、胸脘痞闷、呕吐泄泻、妊娠呕吐、鼻炎、手足癣。

用药部位：干燥地上部分。

使用方法：煎汤内服，也可入丸、散；外用时煎水洗，也可研末擦。

药材性状

老茎略呈四方柱形，表面灰棕色或灰绿色，质坚不易折断，黄绿色。叶片呈灰绿色或黄绿色，多皱缩或破碎，质柔而厚。气香，味微苦而辛。

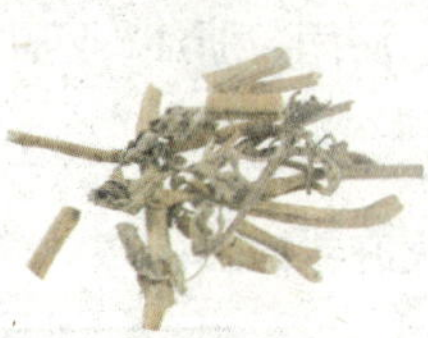

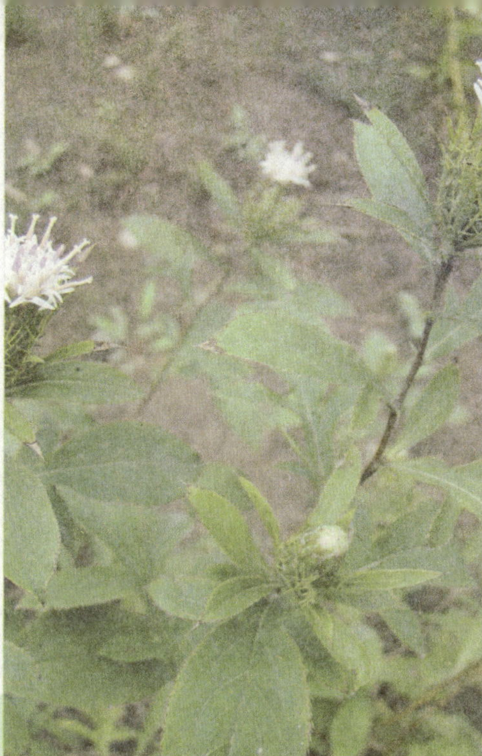

苍术

别名 山精，赤术，马蓟，青术，仙术。

来源 为菊科苍术属植物茅苍术、北苍术、关苍术的根茎。

性味 温，辛、苦。

识别特征

南苍术：多为年生草本，高30～80厘米。根茎粗大不整齐。茎单一，圆而有纵棱，上部稍有分枝。叶互生，革质而厚。头状花序顶生；总花托无梗，基部有叶状及细羽裂多刺苞片。瘦果长圆形，被棕黄色柔毛。

北苍术：为多年生草本，高30～50厘米。叶无柄；茎下部叶匙形，先端钝，基部楔形而略抱茎；茎上部叶卵状披针形至椭圆形。头状花序径；基部叶状苞披针形，边缘长栉齿状。瘦果密生向上的银白色毛。

生长习性

多生于山坡较干燥处。分布江苏、浙江、安徽、江西、湖北、河北、山东等地。

采集与使用

采集加工： 栽培2—3年后，9月上旬至11月上旬或翌年2—3月，挖掘根茎，除净残茎，晒干，去除根须或晒至九成干后用火燎掉须根，再晒至全干。

药用功效： 燥湿健脾、祛风湿、明目，主治湿困脾胃、倦怠嗜卧、胸痞腹胀、食欲缺乏、呕吐泄泻、痰饮、湿肿、表证夹湿、头身重痛、痹证湿胜、肢节酸痛重着、痿躄、夜盲。

用药部位： 干燥根茎。

使用方法： 煎汤内服，也可入丸、散。

药材性状

呈类圆柱形，断面黄白色，有明显的棕红色油腺散在。气芳香，味微甘而辛苦。

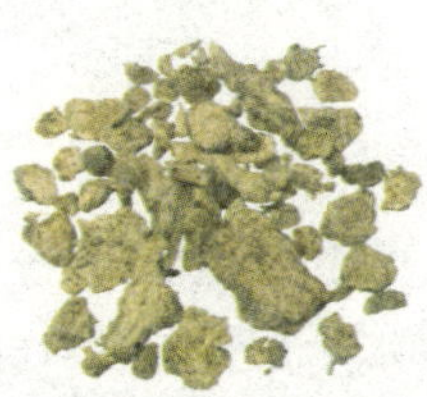

药用宜忌

阴虚内热、气虚多汗者禁服。

厚朴

别名 厚皮，重皮，赤朴，烈朴，川朴，紫油厚朴（通称）。

来源 为木兰科木兰属植物厚朴的树皮、根皮和枝皮。

性味 温，苦、辛。

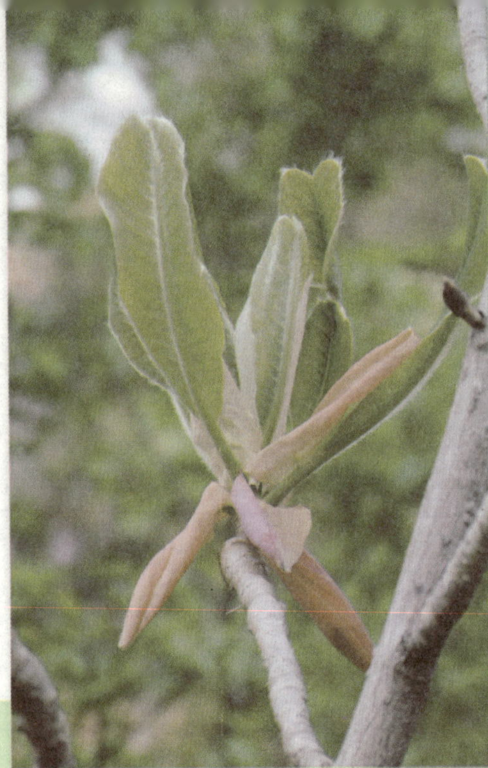

采集与使用

采集加工： 定植 20 年以上即可采剥树皮，宜在 4—6 月生长盛期进行。剥取根皮，除去杂质，洗净，润透，切厚片，干燥。

药用功效： 行气导滞、燥湿、降逆平喘，主治食积气滞、腹胀便秘、湿阻中焦、脘痞吐泻、痰壅气逆、胸满喘咳。

用药部位： 干燥树皮、根皮及枝皮。

使用方法： 煎汤内服，也可入丸、散。

药材性状

干皮呈卷筒状或双卷筒状，外表面灰棕色或灰褐色，粗糙。质坚硬，不易折断。气香，味辛辣，微苦。

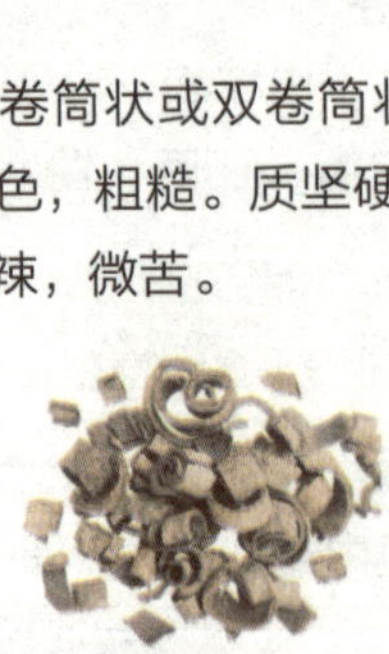

识别特征

落叶乔木，树皮淡褐色。叶互生，革质，狭倒卵形，顶端有凹缺或呈 2 钝圆浅裂片，基部楔形，侧脉 15 ~ 25 对，下面灰绿色，幼时有毛；叶柄有白色毛。花白色，芳香；花被片 9 ~ 12。聚合果圆柱状卵形，长 11 ~ 16 厘米；果木质，有短尖头。

生长习性

喜生于温凉湿润气候和排水良好的酸性土壤。分布于浙江、江西、湖南、湖北、四川、贵州、陕西、甘肃等地，现在有些地区已人工栽培。

药用宜忌

气虚、津伤血枯者及孕妇慎服。

草豆蔻

别名 豆蔻，漏蔻，草果，豆蔻子，草蔻，大草蔻，偶子。

来源 为姜科山姜属植物草豆蔻的成熟种子。

性味 温，辛。

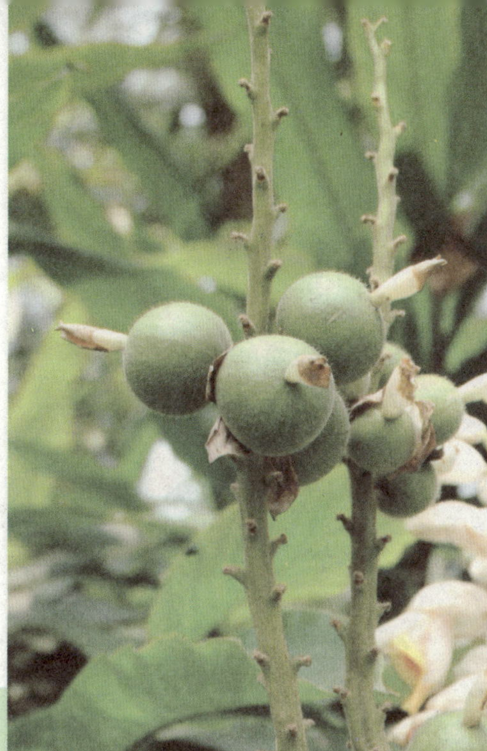

识别特征

多年生丛生草本，株高 1.5 ~ 3 米。叶片狭椭圆形或线状披针形，先端渐尖，基部渐狭，有缘毛，两面无毛或仅在下面被极疏的粗毛；叶舌卵形，外被粗毛。总状花序顶生，直立，花序轴密被粗毛，小苞片乳白色，阔椭圆形，先端钝圆，基部连合；花冠白色，长圆形，先端 2 浅裂，边缘具缺刻，前部具红色或红黑色条纹，后部具淡紫红色斑点。蒴果近圆形，直径约 3 厘米，外被粗毛，熟时黄色。

生长习性

喜生于山地、疏林、沟谷、河边及林缘湿处，分布于广东、海南、广西等地。

采集与使用

采集加工： 8—10 月果实略变黄色时采收，采后晒至八九成干，剥去果皮，再晒至足干。或将果实用沸水略烫后晒至半干，去其果皮，再晒至足干。置阴凉干燥处。

药用功效： 温中燥湿、行气健脾，主治寒湿阻滞脾胃之脘腹冷痛、痞满作胀、呕吐、泄泻、食谷不化、痰饮、脚气、瘴疟、口臭。

用药部位： 干燥成熟种子。

使用方法： 煎汤内服，也可入丸、散。

药材性状

种子团类圆球形，表面褐色。质硬。气香，味辛、微苦。

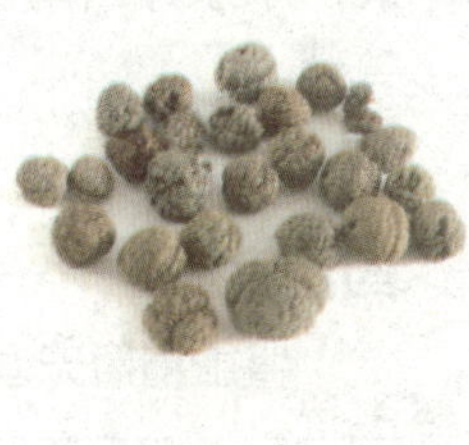

药用宜忌

阴虚血少、津液不足者禁服，无寒湿者慎服。

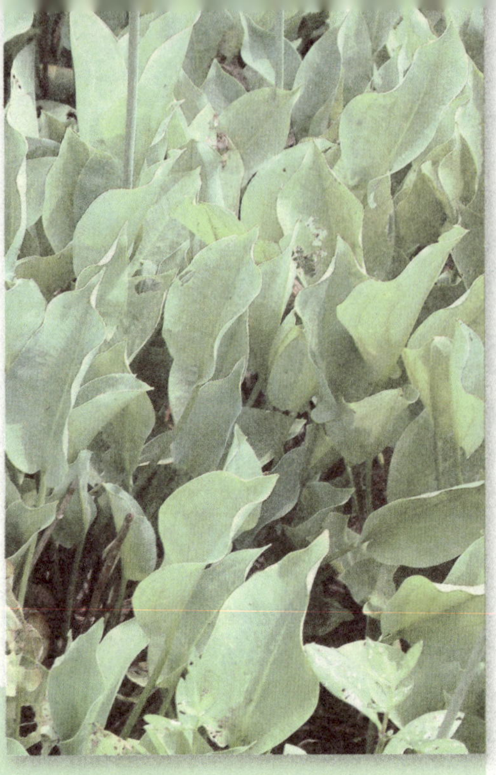

泽泻

别名 水泻，芒芋，鹄泻，泽芝，及泻，禹孙，天鹅蛋，天秃。

来源 为泽泻科泽泻属植物泽泻的块茎。

性味 寒，甘、淡。

识别特征

多年生沼生植物，高 50 ~ 100 厘米。地下有块茎，球形，外皮褐色，密生多数须根。叶根生；叶片宽椭圆形至卵形，先端急尖或短尖，基部广楔形、圆形或稍心形，全缘，两面光滑。花茎由叶丛中抽出，花序通常有 3 ~ 5 轮分枝，分枝下有披针形或线形苞片，轮生的分枝常再分枝，组成圆锥状复伞形花序，小花梗长短不等；小苞片披针形至线形，尖锐。瘦果多数，扁平，倒卵形，背部有两浅沟，褐色，花柱宿存。

生长习性

生于沼泽边缘或栽培，分布于东北、华东、西南及河北、河南、新疆等地。

采集与使用

采集加工： 移栽当年 12 月下旬、大部分叶片枯黄时收获，挖出块茎，留下中心小叶，以免干燥时流出黑汁液，用无烟煤火炕干，趁热放在筐内，撞掉须根和粗皮。

药用功效： 利水渗湿、泄热通淋，主治小便不利、热淋涩痛、水肿胀满、泄泻、痰饮眩晕、遗精。

用药部位： 干燥块茎。

使用方法： 煎汤内服，也可入丸、散。

药材性状

块茎类球形、椭圆形，表面黄白色或淡黄棕色。质坚实，断面黄白色，粉性，有多数细孔。气微，味微苦。

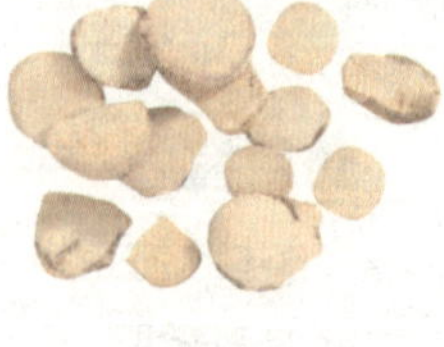

药用宜忌

肾虚精滑无湿热者禁服。

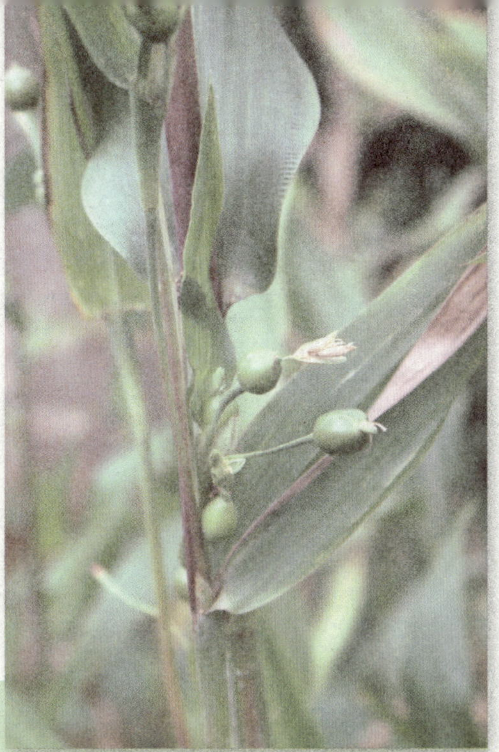

薏苡仁

别名 起实，感米，薏珠子，回回米，草珠儿，赣珠，薏米，米仁，薏仁，苡仁。

来源 为禾本科薏苡属植物薏苡的成熟种仁。

性味 微寒，甘、淡。

识别特征

一年或多年生草本，高1～1.5米。须根较粗，直径可达3毫米。秆直立，约具10节。叶片线状披针形，边缘粗糙，中脉粗厚，于背面凸起；叶舌质硬。总状花序腋生成束；雌小穗位于花序之下部，外面包以骨质念珠状之总苞，总苞卵圆形；第一颖卵圆形，顶端渐尖呈喙状，具10余脉，包围着第二颖及第一外稃；第二外稃短于颖，具3脉，第二内稃较小。

生长习性

多生于屋旁、荒野、河边、溪涧或阴湿山谷中。全国大部分地区均有分布，一般多为栽培品。

药用宜忌

脾虚无湿、大便燥结者及孕妇慎服。

采集与使用

采集加工： 9—10月茎叶枯黄，果实呈褐色，大部分成熟（约85%成熟）时，割下植株，集中立放3—4天后脱粒，筛去茎叶杂物，晒干或烤干，用脱壳机械脱去总苞和种皮，即得薏苡仁。

药用功效： 利湿健脾、舒筋除痹、清热排脓，主治水肿、脚气、小便淋沥、湿温病、泄泻、带下、风湿痹痛、筋脉拘挛、肺痈、肠痈、扁平疣。

用药部位： 干燥成熟种仁。

使用方法： 煎汤内服，入丸、散，也可浸酒，煮粥，做羹。

药材性状

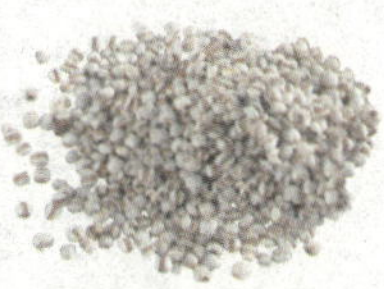

种仁宽卵形或长椭圆形，一端钝圆，另端较宽而微凹，有一淡棕色点状种脐。气微，味微甜。

赤小豆

别名 小豆，赤豆，红豆，红小豆，猪肝赤，杜赤豆。

来源 为豆科豇豆属植物赤小豆的种子。

性味 微寒，甘、酸。

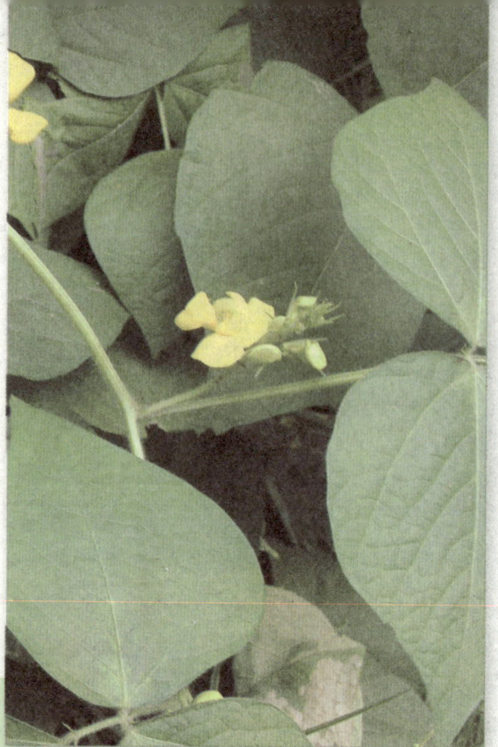

识别特征

一年生半攀缘草本。茎长可达1.8米，密被倒毛。3出复叶；托叶披针形或卵状披针形；小叶3枚，披针形、矩圆状披针形至卵状披针形，先端渐尖，基部阔三角形或近圆形，全缘或具3浅裂，两面均无毛。总状花序腋生，小花多枚，小花柄极短；花冠蝶形，黄色，旗瓣肾形，顶面中央微凹，基部心形，翼瓣斜卵形，基部具渐狭的爪，龙骨瓣狭长，有角状突起。荚果线状扁圆柱形；种子6～10枚，暗紫色，长圆形，有直而凹陷的种脐。

生长习性

栽培或野生。分布广东、广西、江西及上海郊区等地。

采集与使用

采集加工： 8—9月荚果成熟而未开裂时拔取全株，晒干并打下种子，再晒干。

药用功效： 利水、消肿、退黄、清热、解毒、消痈，主治水肿、脚气、黄疸、淋病、便血、肿毒疮疡、癣疹。

用药部位： 干燥成熟种子。

使用方法： 煎汤内服，也可入散剂；外用时生研调敷，煎水洗。

药材性状

干燥种子略呈圆柱形，种皮赤褐色或紫褐色。质坚硬，不易破碎。气微，嚼之有豆腥味。

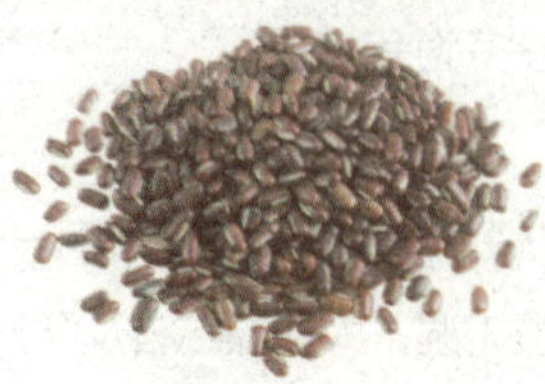

药用宜忌

阴虚津伤者慎用，过剂可渗利伤津。

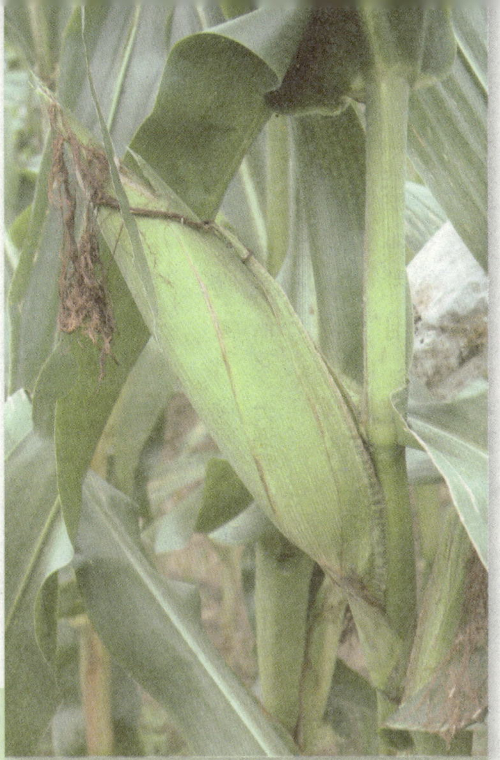

玉米须

别名 玉麦须，玉蜀黍蕊，苞谷须，棒子毛。

来源 为禾本科玉蜀黍属植物玉蜀黍的花柱及柱头。

性味 平，甘、淡。

采集与使用

采集加工：于玉米成熟时采收，摘取花柱，晒干。

药用功效：利尿消肿、清肝利胆，主治水肿、淋证、白浊、消渴、黄疸、胆囊炎、胆石症、高血压病、乳痈、乳汁不通。

用药部位：干燥花柱和柱头。

使用方法：煎汤内服；外用时烧存性研末，烧烟吸入。

识别特征

高大的一年生栽培植物。秆粗壮，直立，通常不分枝，高1～4米，节间有髓，基部各节具气生根。叶片长大，扁平，剑形或披针形，先端渐尖，边缘呈波状皱褶，具强壮之中脉；叶舌膜质。顶生雄性圆锥花序大型，雄性小穗孪生，长达1厘米。颖果球形或扁球形，一般长5～10毫米。颖果略呈球形，成熟后超出颖片和稃片之外。

药材性状

本品常集结成疏松团簇。质柔软。气微，味淡。

生长习性

喜光，不耐阴，适宜生长温度为22～30℃。全国各地均有栽培，主要产区是东北、华北和西南山区。

药用宜忌

孕妇慎用。

通草

别名 寇脱，离南，倚商，通脱木，葱草，白通草，通花，大通草，通大海，泡通，五加风。

来源 为五加科通脱木属植物通脱木的茎髓。

性味 微寒，甘、淡。

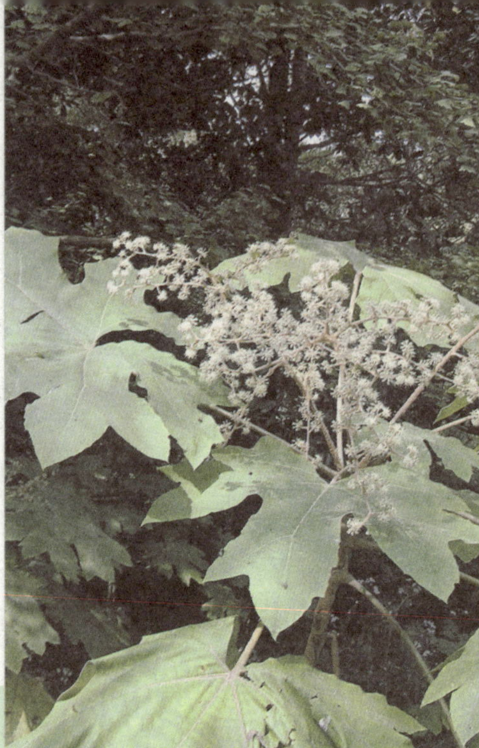

采集与使用

采集加工： 9—11 月选择生长 3 年以上的植株，割取地上茎，切段，捅出髓心，理直，晒干。

药用功效： 清热利水、通乳，主治淋证涩痛、小便不利、水肿、黄疸、湿温病、小便不利、水肿、黄疸、湿温病、小便短赤、产后乳少、经闭、带下。

用药部位： 干燥茎髓。

使用方法： 煎汤内服。

药材性状

干燥茎髓呈圆柱形，表面白色或淡黄色。体轻，质松软，稍有弹性，易折断。无臭，无味。

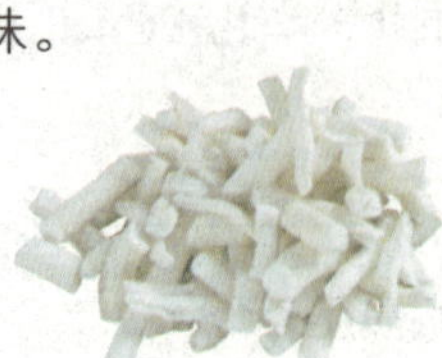

识别特征

常绿灌木或小乔木，高 1 ~ 3.5 米。茎粗壮，不分枝，幼时表面密被黄色星状毛或稍具脱落的灰黄色柔毛。茎髓大，白色，纸质；树皮深棕色，略有皱裂；新枝淡棕色或淡黄棕色，有明显的叶痕和大型皮孔。叶大，互生，聚生于茎顶；叶柄粗壮，圆筒形；托叶膜质，锥形，基部与叶柄合生，有星状厚绒毛；叶片纸质或薄革质。伞形花序聚生成顶生或近顶生，大型复圆锥花序。果球形，直径约 4 毫米，熟时紫黑色。

生长习性

生于海拔 10 ~ 2800 米的向阳肥厚的土壤中，或栽培于庭园中。分布于西南及江苏、浙江、安徽、福建、江西、湖北、湖南、广东等地。

药用宜忌

气阴两虚、内无湿热者及孕妇慎服。

瞿麦

别名 巨句麦，大兰，山瞿麦，瞿麦穗，南天竺草，麦句姜，剪绒花。

来源 为石竹科石竹属植物瞿麦或石竹的地上部分。

性味 寒，苦。

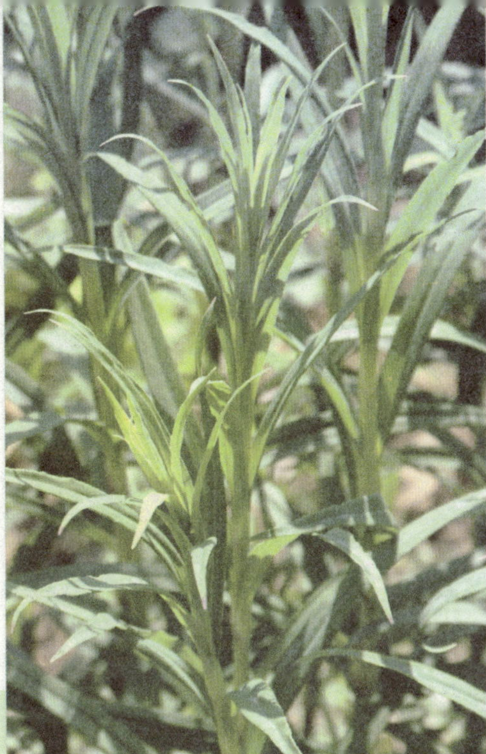

识别特征

多年生草本，高达 1 米。茎丛生，直立，无毛，上部 2 歧分枝，节明显。叶互生，线形或线状披针形，先端渐尖，基部呈短鞘状包茎，全缘，两面均无毛。花单生或数朵集成稀疏式分枝的圆锥花序；花萼圆筒形，长达 4 厘米，先端 5 裂，裂片披针形，边缘膜质，有细毛；花瓣先端深裂成细线条，基部有须毛；雄蕊 10 个；子房上位，1 室，花柱 2，细长。蒴果长圆形，包在宿存的萼内。

采集与使用

采集加工： 生于山坡或林下。全国大部分地区有分布。

药用功效： 利小便、清湿热、活血通经，土治小便不通、热淋、血淋、石淋、闭经、目赤肿痛、痈肿疮毒、湿疮瘙痒。

用药部位： 干燥地上部分。

使用方法： 煎汤内服，也可入丸、散；外用时煎汤洗或研末调敷。

生长习性

夏、秋季花未开放前采收。栽培者每年可收割 2 ~ 3 次。割取全株，除去杂草、泥土，晒干。

药材性状

茎圆柱形，质硬脆，折断面中空。叶多皱缩，对生，黄绿色。气无，味甘。

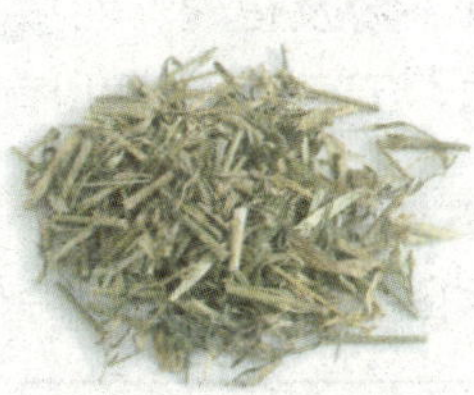

药用宜忌

下焦虚寒、小便不利，以及妊娠、新产者禁服。

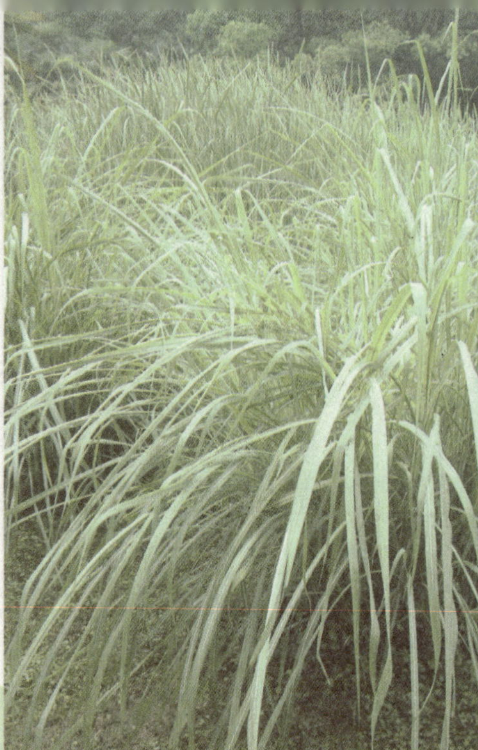

灯芯草

别名 虎须草，赤须，灯芯，灯草，碧玉草，水灯芯，铁灯芯，虎酒草，曲屎草，秧草。

来源 为灯芯草科灯芯草属植物灯芯草的茎髓或全草。

性味 微寒，甘、淡。

识别特征

多年生草本，高 40 ~ 100 厘米。根茎横走，密生须根。茎簇生，直立，细柱形，内充满乳白色髓。叶鞘红褐色或淡黄色；叶片退化呈刺芒状。花序假侧生，聚伞状，多花，密集或疏散；与茎贯连的苞片长 5 ~ 20 厘米；花淡绿色，具短柄；花被片 6，条状披针形，边缘膜质，背面被柔毛；雄蕊 3 或极少为 6，长约为花被的三分之二，花药稍短于花丝；雌蕊 1，子房上位，3 室，花柱很短，柱头 3。蒴果长圆状，先端钝或微凹，内有 3 个完整的隔膜。种子多数，卵状长圆形，褐色。

采集与使用

采集加工： 9—10 月采割下茎秆，顺茎划开皮部，剥出髓心，捆把晒干。8—10 月采割全草，晒干。

药用功效： 清心降火、利尿通淋，主治热淋、水肿、小便不利、湿热黄疸、心烦不寐、小儿夜啼、喉痹、口舌生疮。

用药部位： 干燥茎髓或全草。

使用方法： 煎汤内服，也可入丸、散；外用时烧存性研末撒或用鲜品捣烂敷，扎把外擦。

生长习性

生于水旁、田边等潮湿处，分布于长江下游及福建、四川、贵州、陕西等地。江苏苏州及四川有栽培。

药材性状

干燥茎髓呈细圆柱形，质轻柔软，有弹性，易拉断，断面不平坦，白色。无臭无味。

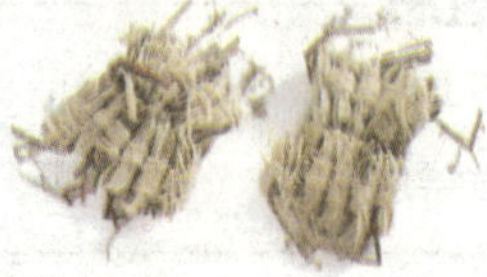

药用宜忌

下焦虚寒、小便失禁者禁服。

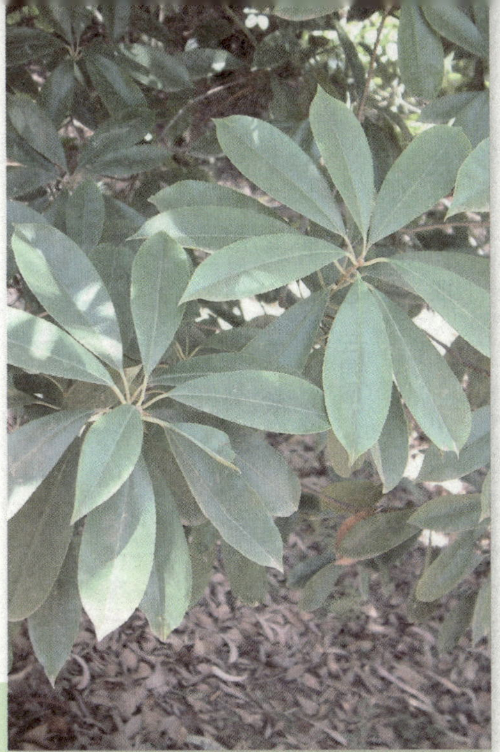

石楠

别名 风药，栾茶。

来源 为蔷薇科石楠属植物石楠的叶或带叶嫩枝。

性味 平，辛、苦。有小毒。

识别特征

常绿灌木或小乔木，高 4 ~ 6 米，有时可达 12 米。小枝褐灰色，无毛。叶互生；叶柄粗壮，老时无毛；叶片革质，长椭圆形、长倒卵形、倒卵状椭圆形，基部宽楔形或圆形，边缘疏生有腺细锯齿，近基部全缘，幼时自中脉至叶柄有绒毛，后脱落，两面无毛。复伞房花序多而密；花序梗和花柄无皮孔；花白色，花瓣近圆形，内面近基部无毛。梨果近球形，直径约 5 毫米，红色，后变紫褐色。

采集与使用

采集加工： 7—11 月采收，晒干。

药用功效： 祛风湿、止痒、强筋骨、益肝肾，主治风湿痹痛、头风头痛、风疹、脚膝痿弱、肾虚腰痛、阳痿、遗精。

用药部位： 根和叶。

使用方法： 煎汤内服，也可入丸、散；外用时研末撒或吹鼻。

生长习性

生于海拔 1000 ~ 2500 米的杂木林中。各地庭院均有栽培。分布于华东、中南及四川、贵州、云南、陕西、甘肃等地。

药材性状

叶片革质而脆。气微，茎微苦，叶微涩。

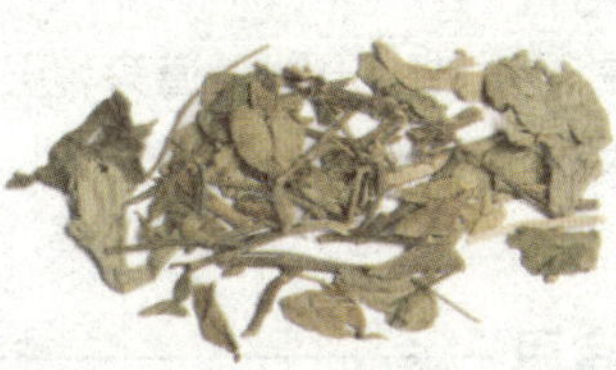

药用宜忌

阴虚火旺者忌服。反小蓟。

酢浆草

别名 酸箕，三叶酸草，酸母草，鸠酸草，酸浆，赤孙施，酸啾啾，田字草，酸浆草，酸母草，酸饺草，小酸苗，酸草，三叶酸，三角酸，雀儿酸。

来源 为酢浆草科酢浆草属植物酢浆草的全草。

性味 寒，酸。

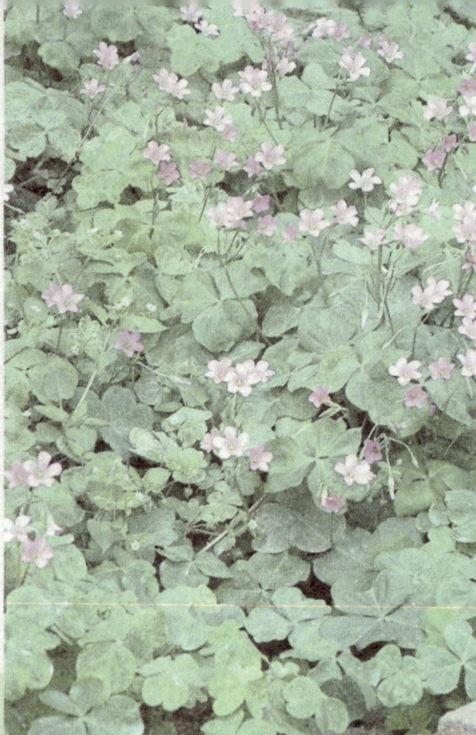

采集与使用

采集加工： 7—9 月采收，鲜用或晒干。

药用功效： 清热利湿、凉血散瘀、解毒消肿，主治湿热泄泻、痢疾、黄疸、淋证、带下、吐血、衄血、尿血、月经不调、跌打损伤、咽喉肿痛、痈肿疔疮、丹毒、湿疹、疥癣、痔疮、麻疹、烫火伤、蛇虫咬伤。

用药部位： 全草。

使用方法： 煎汤内服，也可鲜品绞汁饮；外用时煎水洗、捣烂敷、捣汁涂或煎水漱口。

药材性状

本品为段片状。具酸气。味咸而酸涩。

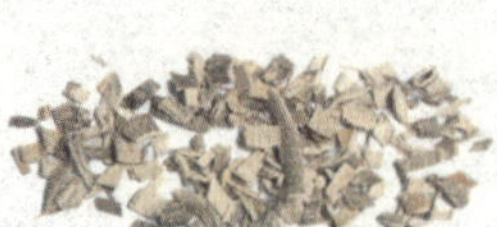

识别特征

多年生草本。根茎长，茎匍匐或斜生，褐色，多分枝，被柔毛。托叶明显；小叶 3 片，倒心形，上面无毛，叶背疏生平伏毛，脉上毛较密，边缘具贴伏缘毛。花单生或数朵组成腋生伞形花序；花黄色，萼片长卵状披针形，先端钝；花瓣 5，倒卵形；雄蕊 10，5 长 5 短，花丝基部合生成筒；花柱 5。蒴果近圆柱形，略具 5 棱，有喙，熟时弹裂；种子深褐色，近卵形而扁，有纵槽纹。

生长习性

生于荒地、田野、道旁，分布于全国大部分地区。

药用宜忌

孕妇及体虚者慎用。

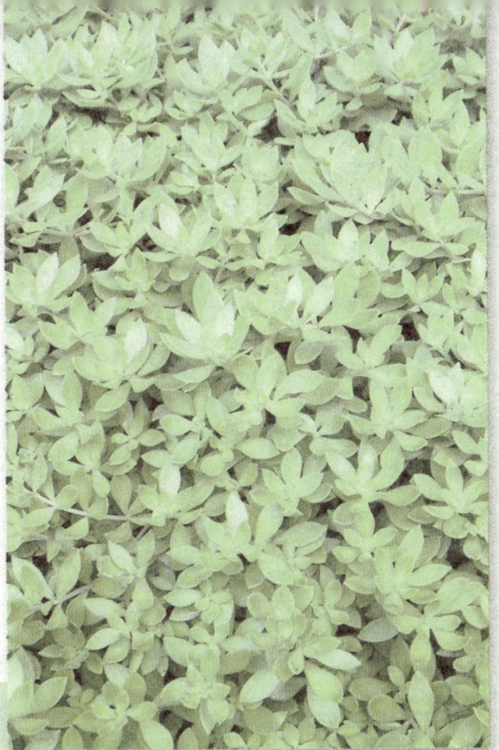

垂盆草

别名 山护花，鼠牙半支，半枝莲，狗牙草，佛指甲，瓜子草，三叶佛甲草，白蜈蚣，地蜈蚣草，太阳花，枉开口，石指甲，狗牙瓣。

来源 为景天科景天属植物垂盆草的全草。

性味 凉，甘、淡、微酸。

识别特征

多年生肉质草本。全株无毛。根纤维状，不育茎匍匐，接近地面的节处易生根。叶常为3片轮生；叶片倒披针形至长圆形，先端近急尖，基部下延，狭而有距，全缘。聚伞花序，顶生，有3～5分枝，花小，无梗；花瓣5，黄色，披针形至长圆形；雄蕊10，2轮，比花瓣短；鳞片5，楔状四方形，先端稍微凹；心皮5，长圆形，略叉开，长5～6毫米。蓇葖果，内有多数细小的种子。种子卵圆形，表面有细小的乳头状突起。

生长习性

生于海拔1600米以下的向阳山坡、石隙、沟边及路旁湿润处，分布于河北、山西、辽宁、吉林、江苏、浙江、安徽、福建、江西、山东、河南、湖北、湖南、四川、贵州、陕西、甘肃等地。

采集与使用

采集加工： 6—9月采收，晒干。

药用功效： 清热解毒、利湿，主治湿热黄疸、咽喉肿痛、痈疖肿毒、痢疾、淋证、水火烫伤、湿疹。

用药部位： 干燥全草。

使用方法： 煎汤内服；外用时捣敷，研末调擦，捣汁外涂，煎水湿敷。

药材性状

干燥全草稍卷缩。气微，味微苦。

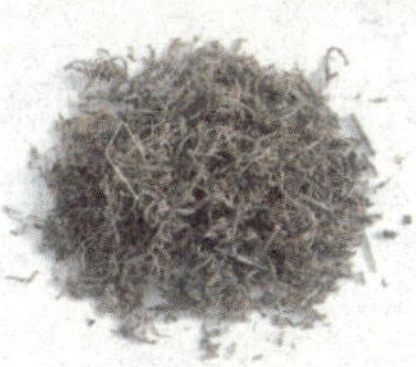

药用宜忌

脾胃虚寒者慎服。

吴茱萸

别名 食茱萸，榄子，吴萸。

来源 为芸香科吴茱萸属植物吴茱萸的未成熟果实。

性味 热，辛、苦。有小毒。

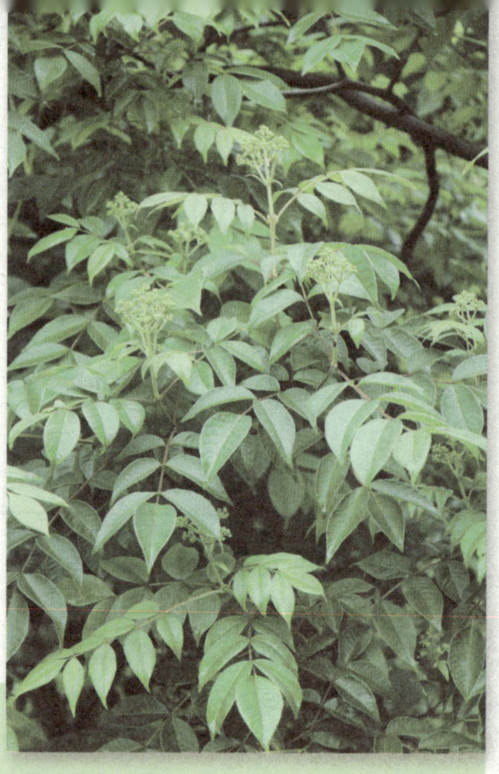

识别特征

常绿灌木或小乔木，高3～10米。树皮青灰褐色，幼枝紫褐色，有细小圆形的皮孔；幼枝、叶轴及花轴均被锈色绒毛。奇数羽状复叶对生；小叶5～9，椭圆形至卵形，先端骤狭呈短尖，基部楔形至广楔形或圆形，全缘或有不明显的钝锯齿。雌雄异株，聚伞圆锥花序，顶生；花轴基部有狭小对生苞片2枚；花瓣5，白色，长圆形。果实扁球形，成熟时裂开成5个果瓣，紫红色，表面有腺点，每个果瓣有种子1个，黑色，有光泽。

生长习性

生于低海拔向阳的疏林下或林缘旷地，分布于浙江、安徽、福建、湖北、湖南、广东、广西、四川、贵州。

药用宜忌

不宜多服久服，无寒湿滞气及阴虚火旺者禁服。

采集与使用

采集加工：栽后3年，早熟品种7月上旬，晚熟品种8月上旬，待果实呈茶绿色而心皮未分离时采收，在露水未干前采摘整串果穗（切勿摘断果枝），晒干。

药用功效：散寒温中、解郁燥湿，主治脘腹冷痛、厥阴头痛、疝痛、痛经、脚气肿痛、呕吐吞酸、寒湿泄泻。

用药部位：干燥未成熟果实。

使用方法：煎汤内服，也可入丸、散；外用时研末调敷或煎水洗。

药材性状

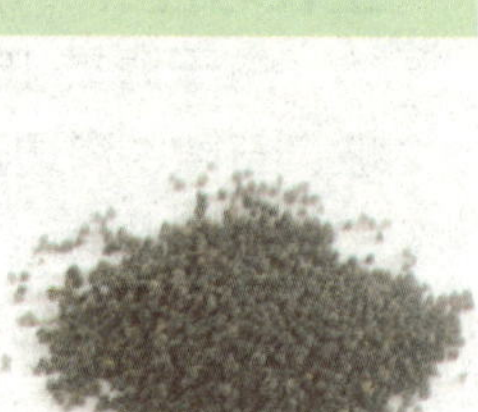

果实类球形或略呈五角状扁球形，表面暗绿黄色至褐色，粗糙。质硬而脆。气芳香浓郁，味辛辣而苦。

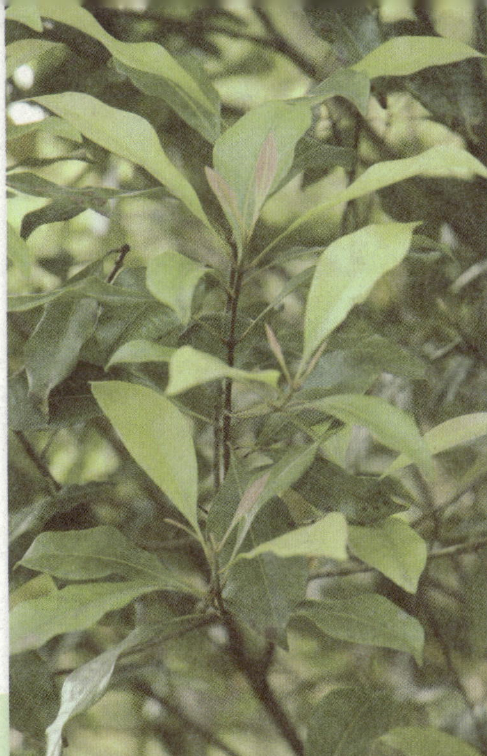

丁香

别名 丁子香，支解香，雄丁香，公丁香。

来源 桃金娘科丁香属植物丁香的花蕾。

性味 温，辛。

识别特征

常绿乔木，高达10米。叶对生；叶柄明显；叶片长方卵形或长方倒卵形，先端渐尖或急尖，基部狭窄常下展成柄，全缘。花芳香，聚伞圆锥花序顶生，花径约6毫米；花萼肥厚，绿色后转紫色，长管状，先端4裂，裂片三角形；花冠白色，稍带淡紫，短管状，4裂；雄蕊多数，花药纵裂；子房下位，与萼管合生，花柱粗厚，柱头不明显。浆果红棕色，长方椭圆形，长1～1.6厘米，直径6～8毫米，先端宿存萼片。种子长方形。

采集与使用

采集加工： 定植后5—6年开花，花蕾开始时呈白色，渐次变绿色，最后呈鲜红色时采集，除去花梗，晒干。

药用功效： 温中、降逆、暖肾，主治胃寒呃逆、呕吐、反胃、泻痢、脘腹冷痛、痃癖、疝气、奔豚气、癣症。

用药部位： 干燥花蕾。

使用方法： 煎汤内服，也可入丸、散；外用时研末撒或调敷。

生长习性

丁香花性喜阳光，稍耐阴，耐寒性强，抗逆性强，我国广东、广西等地有栽培。

药材性状

干燥花蕾略呈研棒状，表面红棕色或棕褐色。气芳香浓烈，味辛辣，有麻舌感。

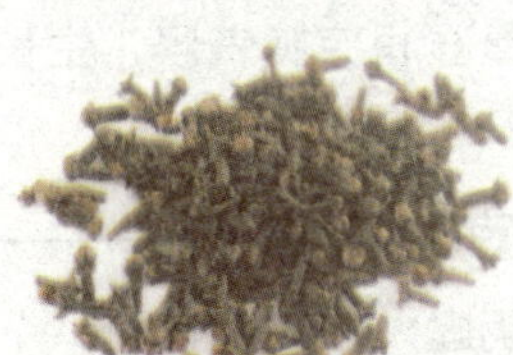

药用宜忌

阳热诸证及阴虚内热者禁服。

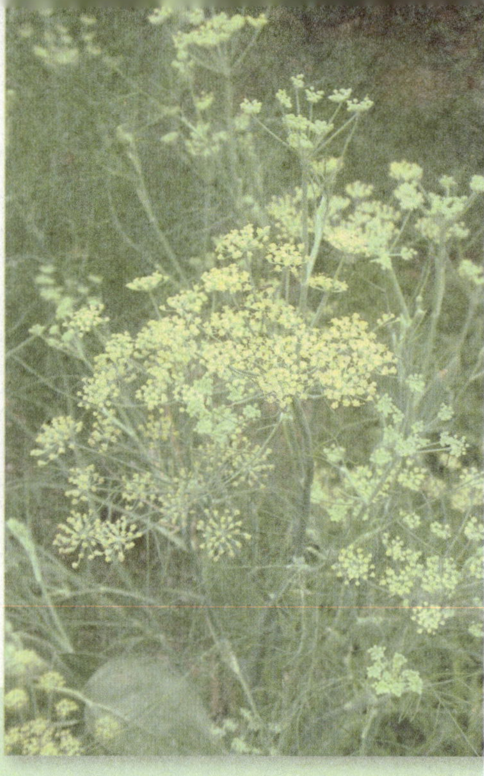

小茴香

别名 穰香，穰香子，茴香子，土茴香，野茴香，大茴香，谷茴香，谷香，香子。

来源 伞形科茴香属植物茴香的成熟果实。

性味 温，辛。

采集与使用

采集加工： 8—10 月果实呈黄绿色，并有淡黑色纵线时，选晴天割取地上部分，脱粒，扬净；亦可采摘成熟果实，晒干。

药用功效： 温肾暖肝、行气止痛、和胃，主治寒疝腹痛、睾丸偏坠、脘腹冷痛、食少吐泻、胁痛、肾虚腰痛、痛经。

用药部位： 干燥成熟果实。

使用方法： 煎汤内服，也可入丸、散；外用时研末调敷或炒热温熨。

药材性状

双悬果呈圆柱形，两端略尖，表面黄绿色至淡黄色。气特异而芳香，味微甜、辛。

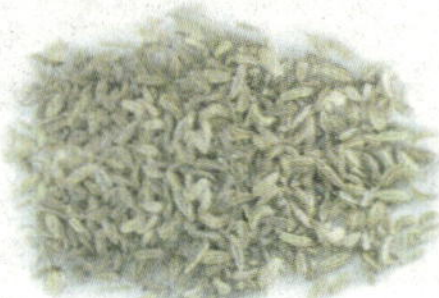

识别特征

多年生草本，高 0.4 ~ 2 米。具强烈香气。茎直立，光滑无毛，灰绿色或苍白色。茎生叶互生；叶片轮廓为阔三角形，四至五回羽状全裂；末回裂片丝状。复伞形花序顶生或侧生；无总苞和小总苞；伞辐 6 ~ 30；小伞形花序有花 14 ~ 30 朵，花柄纤细，不等长；花小，无萼齿；花瓣黄色，倒卵形或近倒卵形，淡黄色。双悬果长圆形，主棱 5 条，尖锐；每棱槽内有油管 1，合生面有油管 2，胚乳腹面近平直或微凹。

生长习性

喜湿润凉爽气候，生长发育适温为 15 ~ 18 ℃，

药用宜忌

阴虚火旺者慎服。

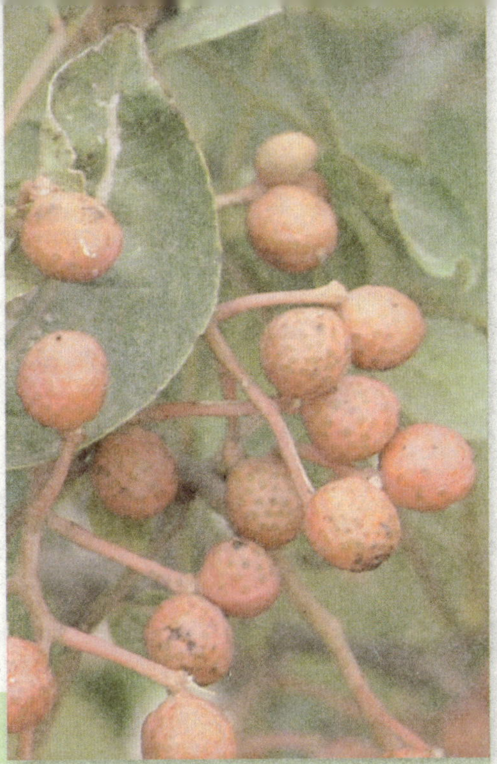

花椒

别名 檓，大椒，秦椒，蜀椒，南椒，巴椒，蘑藙，陆拨，汉椒，点椒。

来源 为芸香科花椒属植物花椒的果皮。

性味 温，辛。有小毒。

识别特征

落叶灌木或小乔木，高3～7米。具香气。茎干通常有增大的皮刺，当年生枝具短柔毛。奇数羽状复叶互生；叶轴腹面两侧有狭小的叶翼，背面散生向上弯的小皮刺；叶柄两侧常有一对扁半基部特宽的皮刺；小叶无柄；叶片5～11，卵形或卵状长圆形，边缘具钝锯齿或波状圆锯齿，纸质。聚伞圆锥花序顶生，花轴密被短毛，花枝扩展；苞片细小，早落；花单性。成熟心皮通常2～3蓇葖果球形，红色或紫红色，密生粗大而凸出的腺点。种子卵圆形，有光泽。

采集与使用

采集加工：培育2—3年，9—10月果实成熟，选晴天，剪下果穗，摊开晾晒，待果实开裂，果皮与种子分开后，晒干。

药用功效：温中止痛、除湿止泻、杀虫止痒，主治脾胃虚寒型脘腹冷痛、蛔虫腹痛、呕吐泄泻、肺寒咳喘、龋齿牙痛、阴痒带下、湿疹、皮肤瘙痒。

用药部位：干燥成熟果皮。

使用方法：煎汤内服，也可入丸、散；外用时煎水洗或含漱，也可研末调敷。

生长习性

喜生于阳光充足、温暖肥沃处，分布于中南、西南及河北、辽宁、江苏、浙江、安徽、江西、山东等地。

药材性状

有多数疣状突起的油点。香气浓，味麻辣而持久。

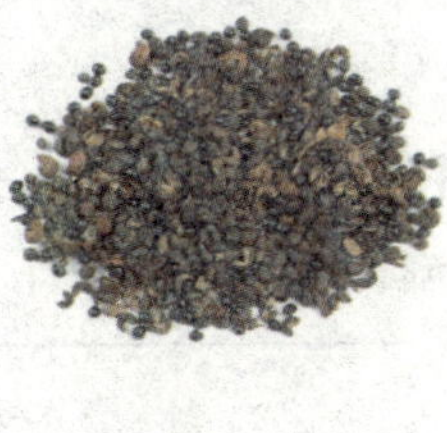

药用宜忌

阴虚火旺者忌服。孕妇慎服。

高良姜

别名 高凉姜，良姜，蛮姜，小良姜，海良姜。

来源 为姜科山姜属植物高良姜的干燥根茎。

性味 热，辛。

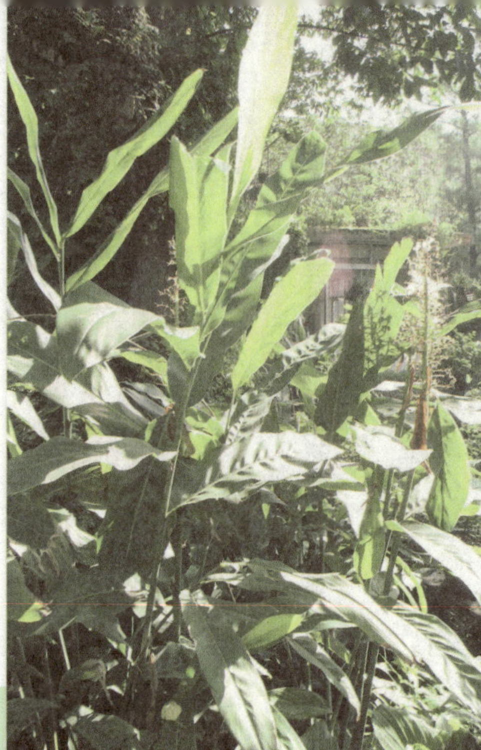

识别特征

多年生草本，高 30 ~ 110 厘米。根茎圆柱形，横生，棕红色，直径 1 ~ 1.5 厘米，具节，节上有环形膜质鳞片，节上生根。茎丛生，直立。叶无柄或近无柄；叶片线状披针形全缘，两面无毛；叶鞘开放，抱茎，具膜质边缘；叶舌膜质，不开裂。总状花序顶生，直立，花序轴被绒毛；花冠管漏斗状，花冠裂片 3，长圆形，唇瓣卵形，白色而有红色条纹，长约 2 厘米。蒴果球形，不开裂，直径约 1.2 厘米，被绒毛，熟时橙红色。种子具假种皮，有钝棱角，棕色。

采集与使用

采集加工： 8—10 月采挖生长 4—6 年的根茎，除去地上茎、须根及残留鳞片，切段、晒干。

药用功效： 温中散寒、理气止痛，主治脘腹冷痛、呕吐、噫气。

用药部位： 干燥根茎。

使用方法： 煎汤内服，也可入丸、散。

生长习性

生于荒坡灌丛或疏林中，或栽培，分布于广东（雷州半岛）、广西、海南、云南等地。

药材性状

干燥根茎断面灰棕色或红棕色，质坚韧，不易折断，内皮层环较明显。气香，味辛辣。

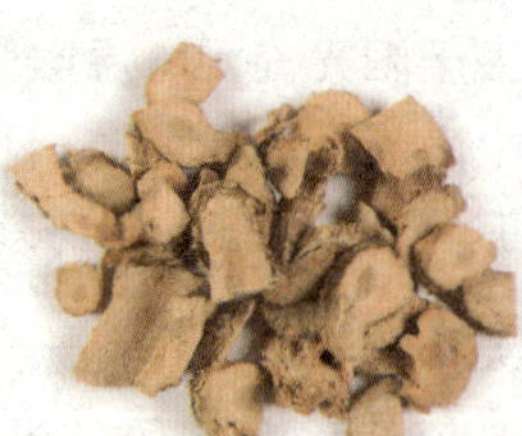

药用宜忌

阴虚有热者忌服。

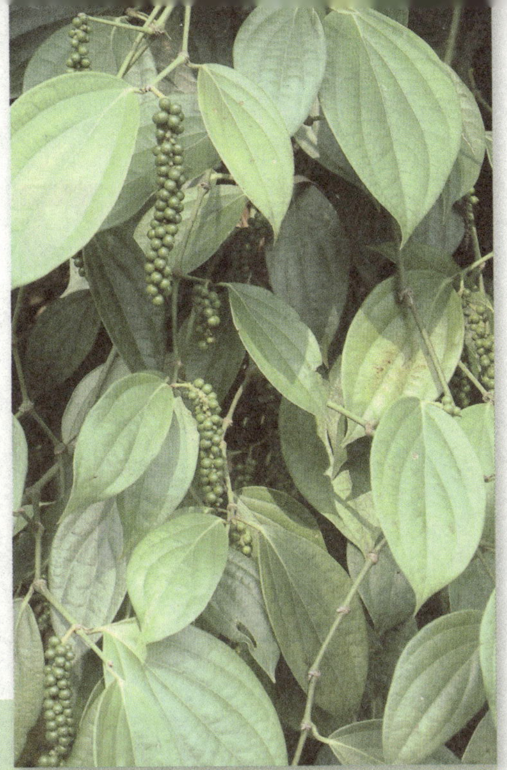

胡椒

别名 味履支，浮椒，玉椒。

来源 胡椒科胡椒属植物胡椒的干燥近成熟或成熟果实。

性味 热，辛。

识别特征

攀缘状藤本，长达5米。节显著膨大，常生须根。叶互生；叶片厚革质，阔卵形或卵状长圆形，先端短尖，基部圆，常稍偏斜，叶脉5～7条，最上1对离基1.5～3.5厘米从中脉发出，其余为基出。花通常单性，雌雄同株，少有杂性，无花被；穗状花序与叶对生，比叶短或近等长；总花梗与叶柄近等长；苞片匙状长圆形，下部贴生丁花序轴上，上部呈浅杯状；雄蕊2，花药肾形，花丝粗短；子房球形，柱头3～4。浆果球形，直径3～6毫米，成熟时红色，未成熟时于后变黑色。

采集与使用

采集加工：一般定植后2—3年封顶放花，3—4年收获。果穗先晒，后去皮，充分晒干，即为黑胡椒。果穗用流水浸至果皮腐烂去皮，晒干即为白胡椒。

药用功效：温中散寒、下气止痛、止泻、开胃、解毒，主治胃寒疼痛、呕吐、受寒泄泻、食欲缺乏、中鱼蟹毒。

用药部位：干燥近成熟或成熟果实。

使用方法：煎汤内服，也可入丸、散；外用时研末调敷或置膏药内外贴。

生长习性

生长于荫蔽的树林中，分布于热带、亚热带地区，我国华南及西南地区有引种。

药材性状

白胡椒表面灰白色或淡黄白色，平滑，顶端与基部有多数浅色线状色纹。

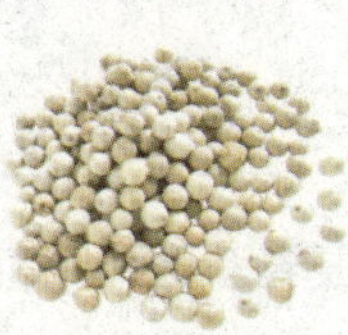

药用宜忌

热病及阴虚有火者禁服。孕妇慎服。

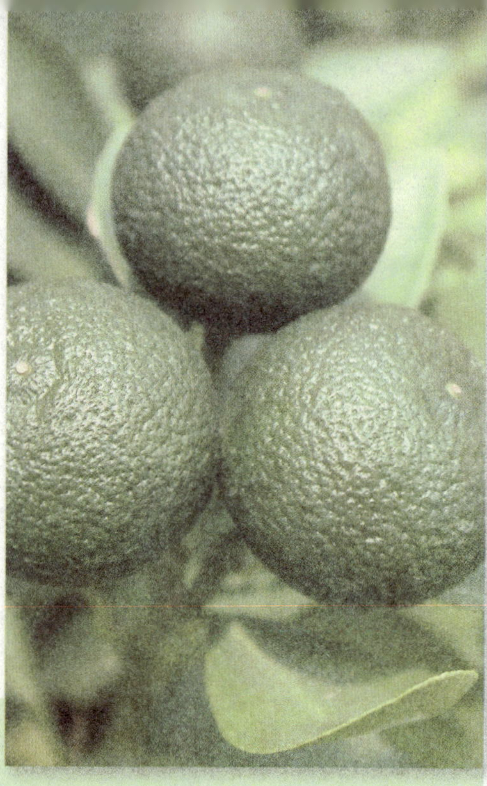

枳实

别名 鹅眼枳实。

来源 为芸香科柑橘属植物酸橙及其栽培变种或甜橙的幼果。

性味 微寒，苦、辛。

采集与使用

采集加工：种子在栽后8—10年开花结果，嫁接苗栽后4—5年结果。于5—6月采摘幼果或待其自然脱落后拾其幼果，大者横切成两半，晒干。

药用功效：破气消积、化痰除痞，主治积滞内停、痞满胀痛、大便秘结、泻痢后重、结胸、胸痹、胃下垂、子宫脱垂、脱肛。

用药部位：干燥幼果。

使用方法：水煎内服，也可入丸、散；外用时研末调涂或炒热熨。

药材性状

果实呈半球形、球形或卵圆形，外表面黑绿色或暗棕绿色，具颗粒状突起和皱纹。质坚硬。气清香，味苦、微酸。

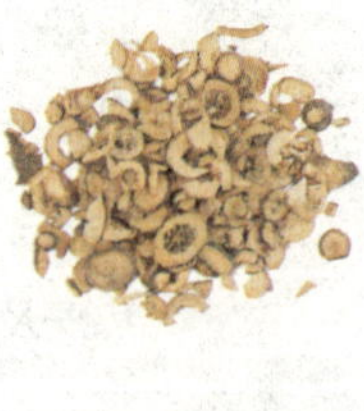

识别特征

常绿灌木或小乔木，高5～7米。茎枝具粗大腋生的棘刺，基部扁平；幼枝光滑无毛，青绿色，扁而具棱；老枝浑圆。3出复叶，总叶柄长1～3厘米，具翼；顶生小叶片椭圆形至倒卵形。花生于二年生枝上叶腋，通常先叶开放；花瓣5片，白色，长椭圆状倒卵形；雄蕊8～10个，或多至20枚，离生；子房上位，具短柔毛,6～8室，花柱粗短。柑果圆球形，直径2～4厘米，熟时黄色，芳香。

生长习性

各地多栽培作绿篱。全国大部分地区有分布。

药用宜忌

脾胃虚弱者及孕妇慎服。

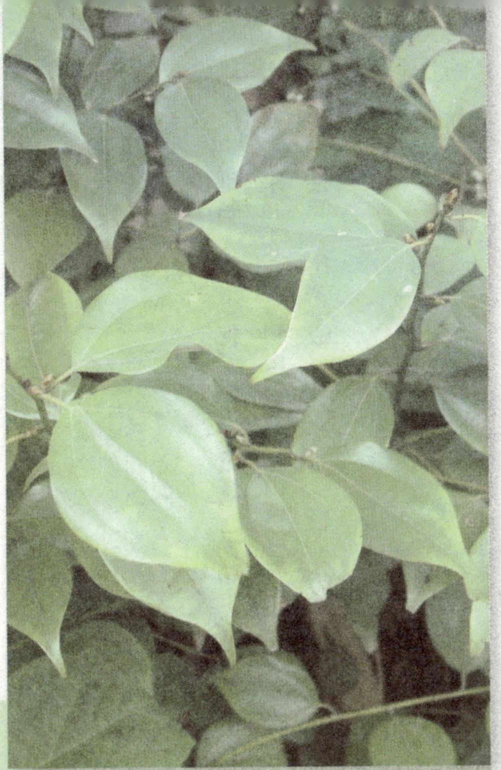

乌药

别名 旁其，天台乌药，鲭纰，矮樟，矮樟根。

来源 为樟科山胡椒属植物乌药的根。

性味 温，辛。

识别特征

常绿灌木，高达4～5米。根木质，膨大粗壮，略呈连珠状。树皮灰绿色。幼枝密生锈色毛，老时几无毛。叶互生，革质；叶片椭圆形或卵形，先端长渐尖或短尾状，基部圆形或广楔形，全缘，上面有光泽，仅中脉有毛，下面生灰白色柔毛，三出脉，中脉直达叶尖。花单性，异株；伞形花序腋生，总花梗极短；花被片6，黄绿色；雄花有雄蕊9，3轮，花药2室，内向瓣裂；雌花有退化雄蕊，子房上位，球形，柱头头状。核果椭圆形或圆形，熟时紫黑色。

采集与使用

采集加工：冬、春季采挖根，除去细根，洗净晒干，称“乌药个”。趁鲜刮去棕色外皮，切片干燥，称“乌药片”。

药用功效：行气止痛、温肾散寒，主治胸胁满闷、脘腹胀痛、头痛、寒疝疼痛、痛经及产后腹痛、尿频、遗尿。

用药部位：干燥块根。

使用方法：煎汤内服，也可入丸、散；外用时研末调敷。

药材性状

干燥块根为横切圆形薄片，切面黄白色或淡黄棕色，质脆。气香，味微苦、辛，有清凉感。

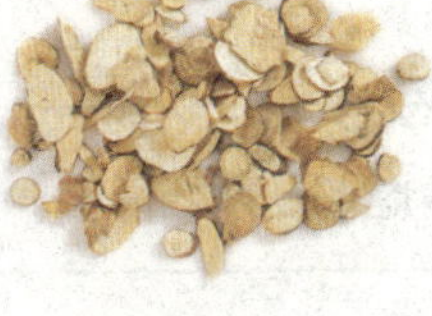

生长习性

生于向阳山坡灌木林中或林缘，以及山麓、旷野等地。分布于浙江、安徽、福建、江西、湖北、湖南等地。

药用宜忌

气虚及内热证患者禁服。孕妇及体虚者慎服。

山楂

别名 杌，梁梅，杌子，鼠查，羊梂，赤爪实。

来源 为蔷薇科山楂属植物山楂的成熟果实。

性味 微温，酸、甘。

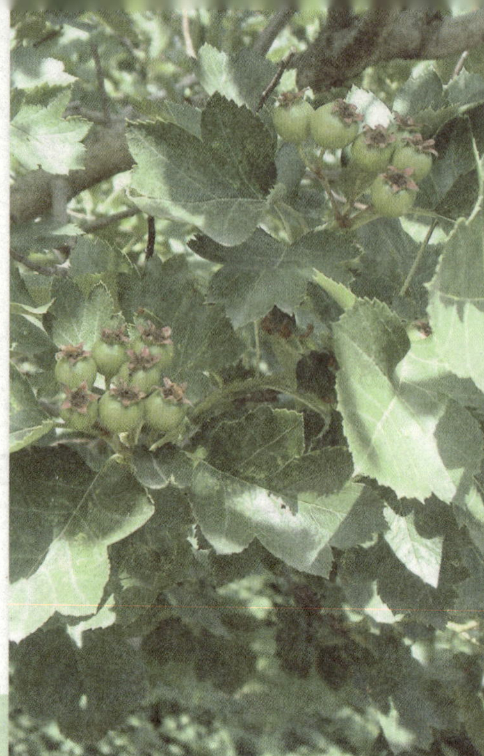

采集与使用

采集加工： 9—10月果实成熟后采收，采下后趁鲜横切或纵切成两瓣，晒干。或采用切片机切成薄片，在60—65℃环境下烘干。

药用功效： 消食健胃、行气散瘀、主治饮食积滞、脘腹胀痛、泄泻痢疾、血瘀痛经、经闭、产后腹痛、恶露不尽、疝气或睾丸肿痛、高脂血症。

用药部位： 干燥成熟果实。

使用方法： 煎汤内服，也可入丸、散；外用时煎水洗或捣敷。

药材性状

果实质硬，果肉薄，味微酸涩。

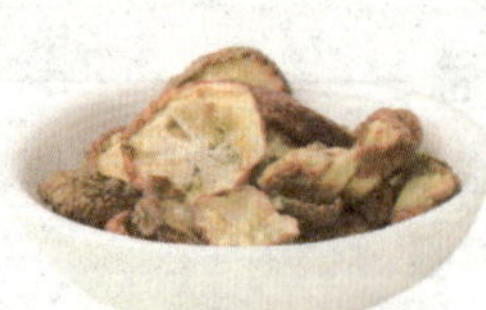

识别特征

果实呈球形或梨形，直径1.5～2厘米，表面深红色，有光泽，满布灰白细斑点，顶端有宿存花萼，基部有果柄残痕。切片者，常为0.3～0.4厘米厚的顶头片，多卷缩不平，果肉深黄色至浅棕色，切面可见5～6粒淡黄色种子，皮肉紧包着种子，皮肉厚而核小，气清香，味酸微甜。以个大、片形匀，皮红棕色，肉质厚者为佳。

生长习性

喜光亦耐阴，不耐涝，具有很强的适应性。生于河岸的沙土或干燥多沙石的山坡上。

药用宜忌

脾胃虚弱及孕妇慎服。

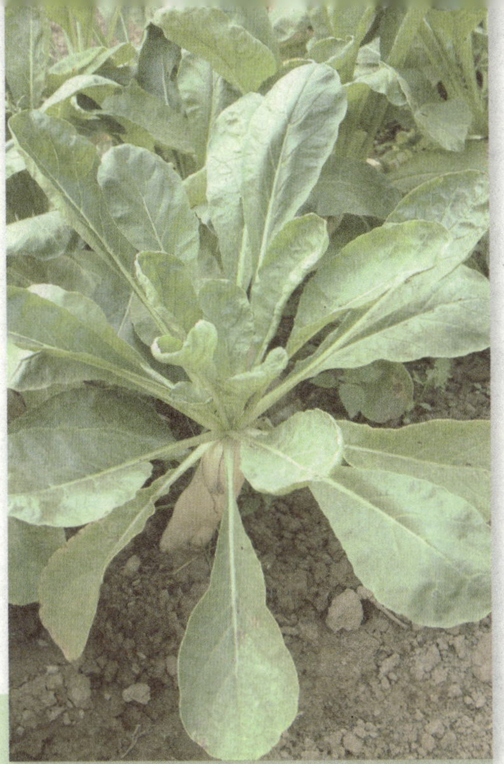

莱菔子

别名 萝卜子，芦菔子。

来源 为十字花科莱菔属植物莱菔的成熟种子。

性味 平，辛、甘。

识别特征

一年生或二年生直立草本，高30～100厘米。直根，肉质，长圆形、球形或圆锥形，外皮绿色、白色或红色。茎有分枝，无毛，稍具粉霜。基生叶和下部茎生叶大头羽状半裂，顶裂片卵形，侧裂片4～6对，长圆形，有钝齿，疏生粗毛；上部叶长圆形，有锯齿或近全缘。总状花序顶生或腋生；花瓣4，白色、紫色或粉红色，倒卵形，具紫纹。长角果圆柱形，在种子间处缢缩，形成海绵质横膈，先端有喙长1～1.5毫米；种子1～6颗，卵形，微扁，红棕色，并有细网纹。

采集与使用

采集加工： 栽种翌年5—8月，角果充分成熟时采收晒干，打下种子，放干燥处贮藏。

药用功效： 消食导滞、降气化痰，主治食积气滞、脘腹胀满、腹泻、下痢后重、咳嗽多痰、气逆喘满。

用药部位： 干燥成熟种子。

使用方法： 煎汤内服，也可入丸、散，宜炒用；外用时研末调敷。

药材性状

种子类圆形或椭圆形，略扁，种皮薄而脆。气微，味略辛。

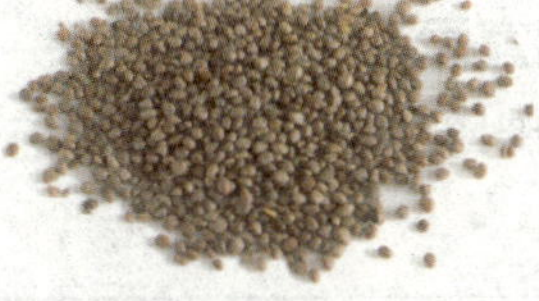

生长习性

全国各地均有栽培。

药用宜忌

气虚及无食积、痰滞者慎用。正服人参制品者忌服。

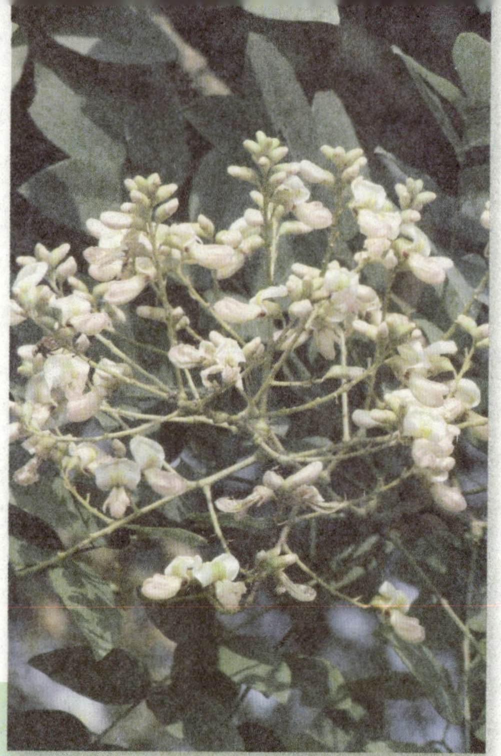

槐花

别名 槐蕊。

来源 为豆科槐属植物槐的花及花蕾。

性味 微寒，苦。

识别特征

落叶乔木，高 8 ~ 20 米。树皮灰棕色，具不规则纵裂，内皮鲜黄色，具臭味；嫩枝暗绿褐色，近光滑或有短细毛，皮孔明显。奇数羽状复叶，互生，叶轴有毛，基部膨大；小叶 7 ~ 15，呈卵状长圆形，先端渐尖具细突尖，基部宽楔形，全缘，上面绿色，微亮，背面伏生白色短毛。圆锥花序顶生；花冠蝶形，乳白色，旗瓣阔心形，有短爪，脉微紫，翼瓣和龙骨瓣均为长方形。荚果肉质，串珠状，长 2.5 ~ 5 厘米，黄绿色，无毛，不开裂，种子间极细缩。种子 1 ~ 6 颗，肾形，深棕色。

生长习性

生于山坡、平原，或植于庭园、路边。全国各地普遍栽培。

药用宜忌

脾胃虚寒及阴虚发热而无实火者慎服。

采集与使用

采集加工：夏季花蕾形成时采收，及时干燥。亦可在花开放时，在树下铺布、席等，将花打落，收集晒干。

药用功效：凉血止血、清肝明目，主治肠风便血、痔疮下血、赤白痢、血淋、崩漏、吐血、衄血、疮疡肿毒，并可预防中风。

用药部位：干燥花及花蕾。

使用方法：煎汤内服，也可入丸、散；外用时煎水熏洗或研末撒。止血宜炒用，清热降火宜生用。

药材性状

干燥花蕾花梗细小。体轻，手捻即碎。无臭，味微苦涩。

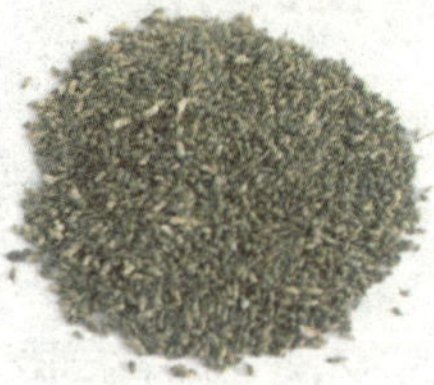

苎麻根

别名 苎根，野苎根，苎麻茹。

来源 为荨麻科苎麻属植物苎麻的根和根茎。

性味 寒，甘。

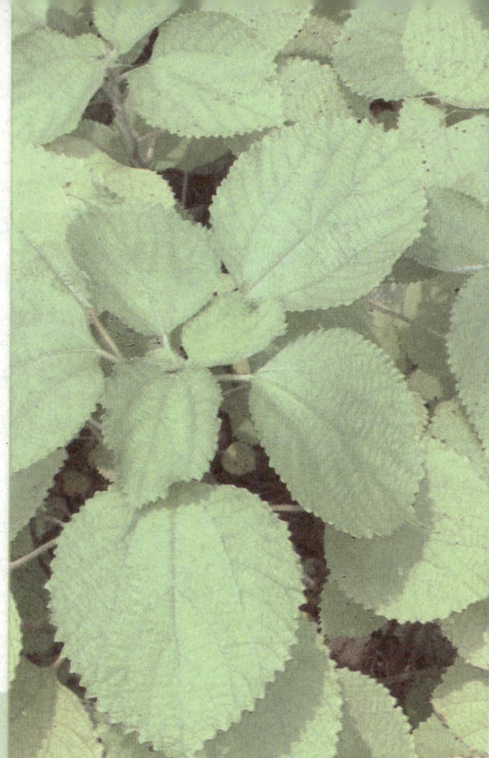

识别特征

多年生半灌木，高 1 ~ 2 米。茎直立，圆柱形，多分枝，青褐色，密生粗长毛。叶互生；叶柄长 2 ~ 11 厘米；托叶 2，分离，早落；叶片宽卵形或卵形，先端渐尖或近尾状，基部宽楔形或截形，边缘密生齿牙。花单性，雌雄通常同株；花序呈圆锥状，腋生，雄花序通常位于雌花序之下；雄花小，无花梗，黄白色，花被片 4，雄蕊 4，有退化雌蕊；雌花淡绿色，簇球形，花被管状，宿存，花柱 1。瘦果小，椭圆形，密生短毛，为宿存花被包裹，内有种子 1 颗。

采集与使用

采集加工： 冬、春季采挖，晒干。一般选择小指粗细的根，太粗者不易切片，药效亦不佳。

药用功效： 凉血止血、清热安胎、利尿、解毒，主治血热妄行所致的咯血、吐血、衄血、血淋、便血、崩漏、紫癜、胎动不安、胎漏下血、小便淋沥、痈疮肿毒、虫蛇咬伤。

用药部位： 干燥根和根茎。

使用方法： 煎汤内服；外用时鲜品捣敷或煎汤熏洗。

生长习性

在我国山东、河南及陕西以南各地广为栽培，也有野生品种。

药材性状

干燥根茎质坚硬，不易折断，折断面纤维性，皮部棕色，木部淡棕色。气微，味淡，有黏性。

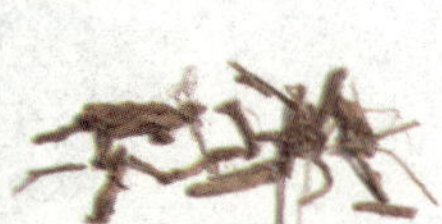

药用宜忌

胃弱泄泻者勿服，诸病不由血热者亦不宜用。

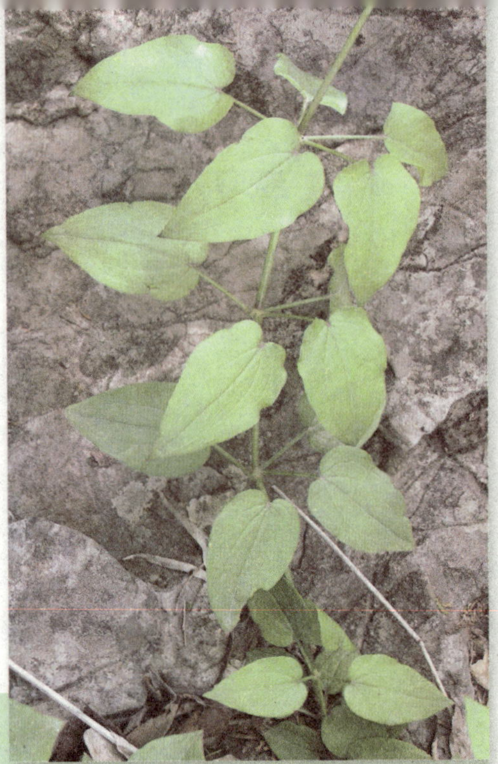

茜草

别名 茹卢本，茼，藘茹，茼，茜根，蒨草，地血，牛蔓，芦茹，血见愁，过山龙，地苏木，活血丹，红龙须根，沙茜秧根，五爪龙，满江红，九龙根。

来源 为茜草科茜草属植物茜草的根及根茎。

性味 寒，苦。

采集与使用

采集加工： 栽后2—3年，于11月挖取根部，晒干。

药用功效： 凉血止血、活血化瘀，主治血热咯血、吐血、衄血、尿血、便血、崩漏、经闭、产后瘀阻腹痛、跌打损伤、风湿痹痛、黄疸、疮痈、痔肿。

用药部位： 干燥根和根茎。

使用方法： 煎汤内服，可入丸、散，亦可泡酒饮。

生长习性

生于山坡路旁、沟沿、田边、灌丛及林缘。分布于全国大部分地区。

药用宜忌

脾胃虚寒及无瘀滞者慎服。

识别特征

多年生攀缘草本。根数条至数十条丛生，外皮紫红色或橙红色。茎四棱形，棱上生多数倒生的小刺。叶四片轮生，具长柄；叶片形状变化较大，卵形、三角状卵形、宽卵形至窄卵形。聚伞花序圆锥状，腋生及顶生；花小，黄白色。浆果球形，红色后转为黑色。

药材性状

根呈圆柱形，略弯曲，表面红棕色或暗棕色。质脆，易折断。无臭，味微苦，久嚼刺舌。

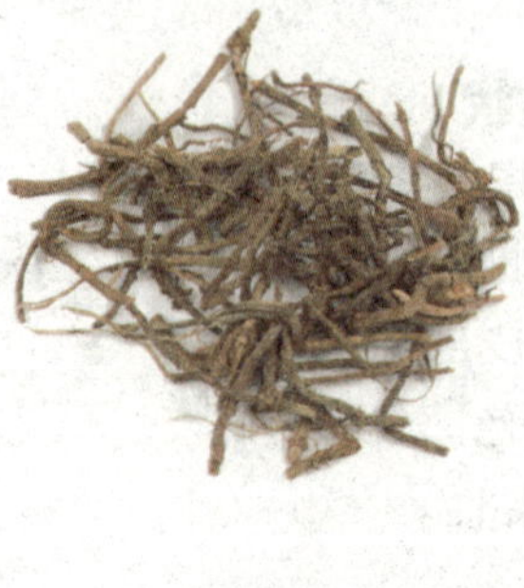

蒲黄

别名 蒲厘花粉，蒲花，蒲棒花粉，蒲草黄。

来源 为香蒲科植物狭叶香蒲或其同属多种植物的花粉。

性味 平，甘、微辛。

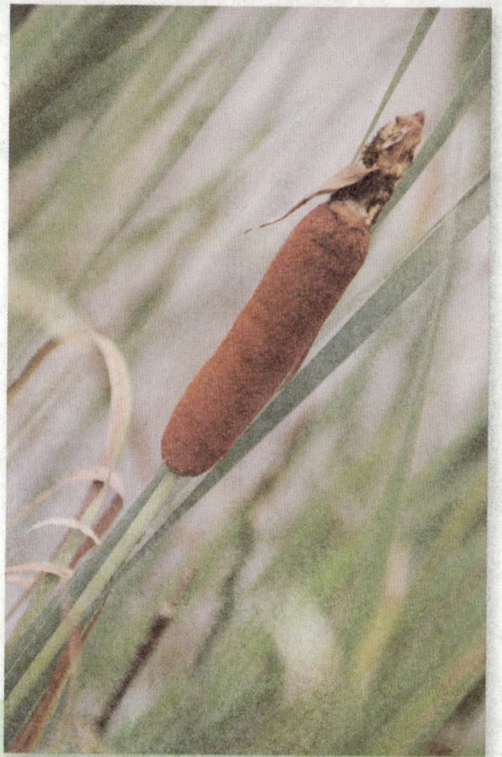

识别特征

沼泽多年生草本，高 1 ~ 2 米。根茎匍匐，有多数须根。叶扁平，线形，宽 4 ~ 10 毫米，质稍厚而柔，下部鞘状，穗状花序圆柱形，雌雄花序间有间隔 1 ~ 15 厘米；雄花序在上，雄花有早落的佛焰状苞片，花被鳞片状或茸毛状，雄蕊 2 ~ 3 个。雌花序长 10 ~ 30 厘米，雌花小苞片较柱头短，匙形，花被茸毛状与小苞片等长，柱头线状圆柱形，小坚果无沟。

生长习性

生于河流两岸、池沼等地水边，以及沙漠地区的浅水滩中。分布于黑龙江、辽宁、吉林、河北、河南、山西、陕西、内蒙古等地。

采集与使用

采集加工： 栽后第二年开花增多，产量增加即可开始收获。6—7 月为花期，待雄花花粉成熟，选择晴天，采集雄花，晒干搓碎去杂质即成。

药用功效： 止血、祛瘀、利尿，主治吐血、心腹疼痛、跌扑肿痛、口疮。

用药部位： 干燥花粉。

使用方法： 煎汤内服；入丸、散；外用时研末撒或调敷。散瘀止痛多生用，止血每炒用，血瘀出血生、熟各半。

药材性状

干燥花粉体轻，放水中则漂浮水面。手捻有滑腻感，易附着于手指上。气微，味淡。

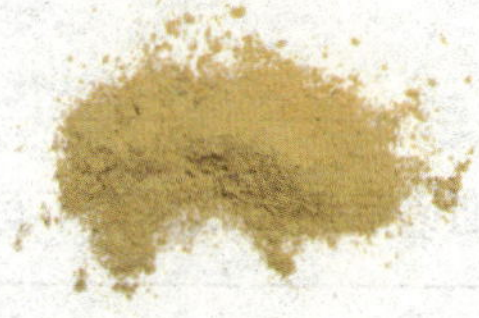

药用宜忌

孕妇慎服。

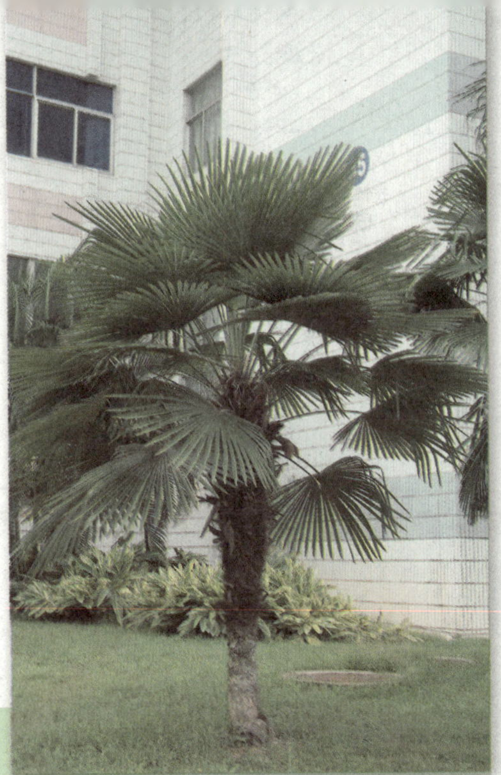

棕榈皮

别名 拼榈木皮，棕毛，棕树皮毛，棕皮。

来源 为棕榈科棕榈属植物棕榈的叶柄及叶鞘纤维。

性味 平，苦、涩。

采集与使用

采集加工： 9—10 月采收其剥下的纤维状鞘片，除去残皮，晒干。

药用功效： 收敛止血，主治吐血、衄血、便血、尿血、血崩、外伤出血。

用药部位： 干燥叶柄及叶鞘纤维。

使用方法： 煎汤内服；外用时研末外敷。

药材性状

本品质坚韧，不能折断。切面平整，散生有多数淡黄色维管束成点状。气无，味淡。

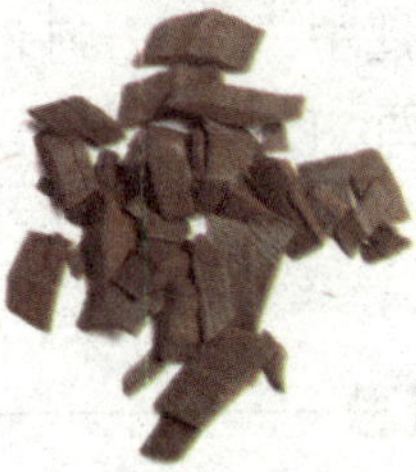

识别特征

常绿乔木，高达 10 米以上。茎秆直立，粗壮，褐色纤维状老叶鞘包被于茎秆上，脱落后呈环状节。叶簇生于茎顶；叶柄坚硬；叶片近圆扇状，具多数皱褶，掌状分裂至中部，革质。肉穗花序，淡黄色，具柔毛。雌雄异株；雄花小，多数，花被 6 片，淡黄色；雄蕊 6，花丝短，分离；雌花花被同雄花，子房上位，密被白柔毛，花柱 3 裂。核果球形或近肾形。

生长习性

栽培或野生，生于村边、庭园、田边、丘陵或山地。长江以南各地多有分布。

药用宜忌

出血诸症瘀滞未尽者不宜独用。

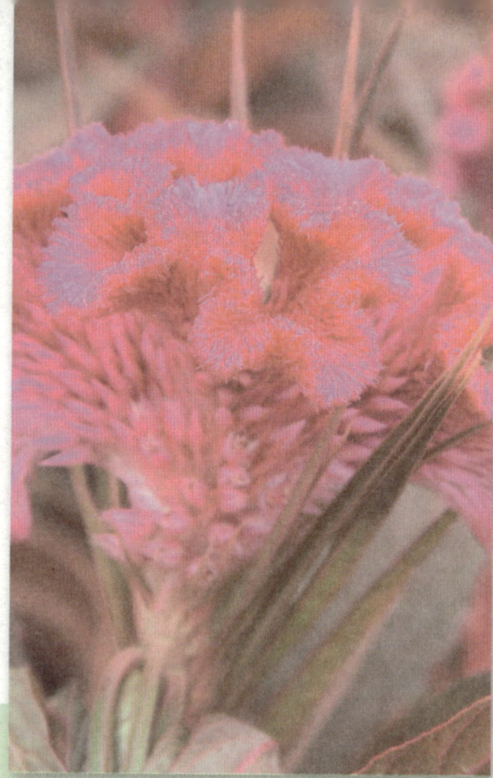

鸡冠花

别名 鸡髻花，鸡公花，鸡角枪，鸡冠头，鸡骨子花，老来少。

来源 为苋科青葙属植物鸡冠花的花序。

性味 凉，甘、涩。

识别特征

一年生直立草本，高 30 ~ 80 厘米。全株无毛，粗壮，分枝少，近上部扁平，绿色或带红色，有棱纹凸起。单叶互生，具柄；叶片长椭圆形至卵状披针形，先端渐尖或长尖，基部渐窄成柄，全缘。穗状花序顶生，呈扁平肉质鸡冠状、卷冠状或羽毛状，中部以下多花；花被片 5，椭圆状卵形，端尖，淡红色至紫红色、黄白或黄色；苞片、小苞片和花被片干膜质，宿存。种子肾形，黑色，有光泽。

生长习性

我国南北各地区均有栽培，广布于温暖地区。原产于亚洲热带地区。

药用宜忌

本品忌鱼腥、猪肉。

采集与使用

采集加工：当年 8—9 月采收。把花序连一部分茎秆割下，捆成小把晒或晾干后，剪去茎秆即成。

药用功效：凉血、止血、止带、止泻，主治诸出血症、带下、泄泻、痢疾。

用药部位：干燥花序。

使用方法：煎汤内服，也可入丸、散；外用时煎汤熏洗或研末调敷。

药材性状

干燥花序体轻，质柔韧。气无，味淡。

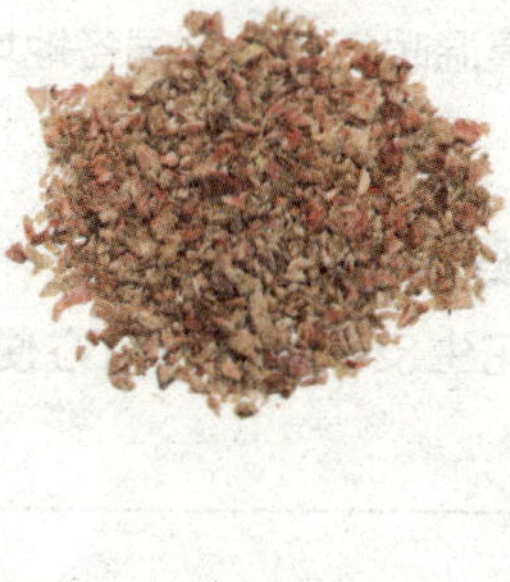

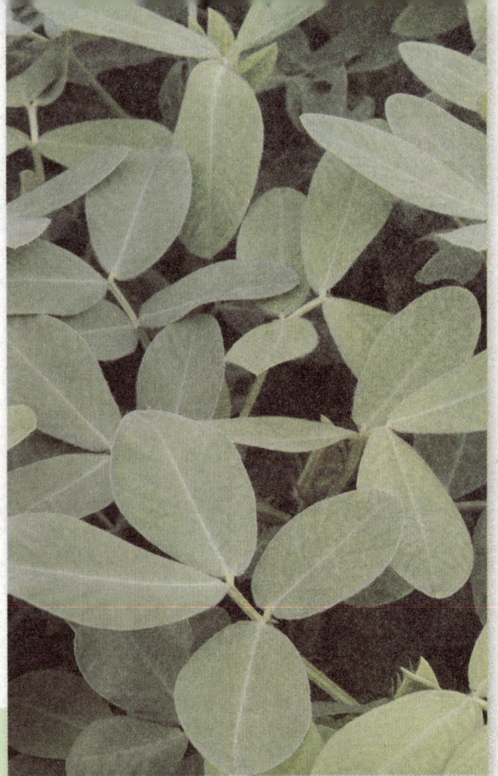

花生衣

别名 花生皮。

来源 豆科落花生属植物落花生的种皮。

性味 平，甘、微苦、涩。

识别特征

一年生草本。根部有很多根瘤。茎高 30 ~ 70 厘米，匍匐或直立；茎、枝有棱，被棕黄色长毛。双数羽状复叶互生，小叶 4 片，长圆形至倒卵圆形，先端钝或有突细尖，基部渐狭，全缘；叶柄长 2 ~ 5 厘米，被棕色长毛；托叶大，基部与叶柄基部连生，呈披针形，脉纹明显。花黄色，单生或簇生于叶腋，开花期几无花梗；花冠蝶形，旗瓣近圆形，宽大，翼瓣与龙骨瓣分离。荚果长椭圆形，种子间常隘缩，果皮厚，革质，具突起网脉，长 1 ~ 5 厘米，内含种子 1 ~ 4 颗。

生长习性

喜温暖气候。全国各地均有栽培。

采集与使用

采集加工： 在加工油料或制作食品时收集红色种皮，晒干。

药用功效： 止血、散瘀、消肿，主治血友病、类血友病、原发性和继发性血小板减少性紫癜、肝病出血、术后出血、癌肿出血及胃、肠、肺、子宫出血。

用药部位： 种皮。

使用方法： 煎汤内服。

药材性状

种皮红色或褐红色，质轻、易碎，不规则外形。

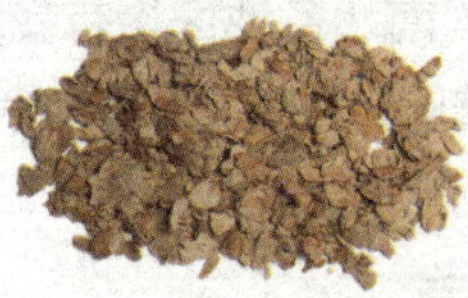

药用宜忌

花生皮易得、取材方便，宜长期服用。

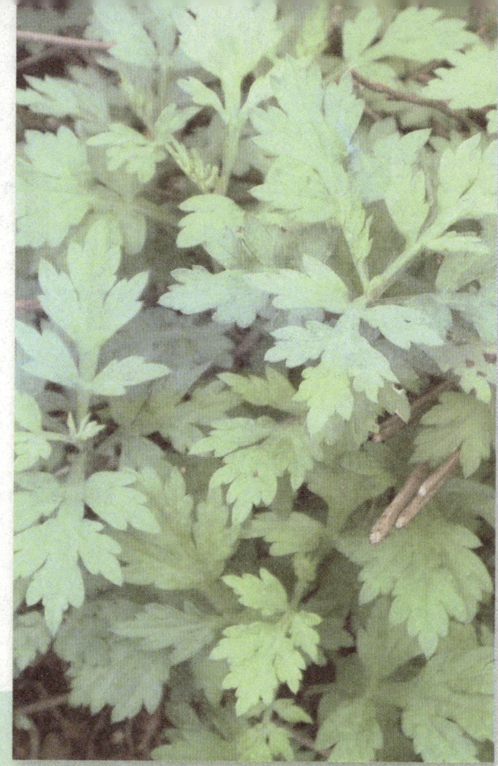

艾叶

别名 冰台，艾蒿，医草，灸草，蕲艾，黄草，家艾，甜艾，草蓬，艾蓬，狼尾蒿子，香艾，野莲头。

来源 菊科蒿属植物艾的叶。

性味 温，辛、苦。

识别特征

多年生草本，高 50 ~ 120 厘米。全株密被白色茸毛，中部以上或仅上部有开展及斜升的花序枝。叶互生，下部叶在花期枯萎；中部叶卵状三角形或椭圆形，基部急狭或渐狭呈短或稍长的柄，或稍扩大而呈托叶状；叶片羽状或浅裂，侧裂片约 2 对，常楔形，中裂片又常 3 裂，裂片边缘有齿；上部叶渐小，3 裂或不分裂，无柄。头状花序多数，排列呈复总状，花后下倾；总苞卵形；总苞 4 ~ 5 层，边缘膜质，背面被绵毛；花带红色，多数，外层雌性，内层两性。瘦果长达 1 毫米，无毛。

采集与使用

采集加工： 培育当年 9 月、第二年 6 月花未开时割取地上部分，摘取叶片嫩梢，晒干。

药用功效： 温经止血、安胎、逐寒湿、理气血，主治吐衄、下血、崩漏、月经不调、痛经、带下、胎动不安、心腹冷痛、泄泻久痢、霍乱转筋、疮疡、疥癣。

用药部位： 干燥叶。

使用方法： 煎汤内服，也可入丸、散；捣茸作炷或制成艾条熏灸；外用时捣敷，煎水熏洗，炒热温熨。

药材性状

叶多皱缩、破碎，有短柄。气清香，味苦。

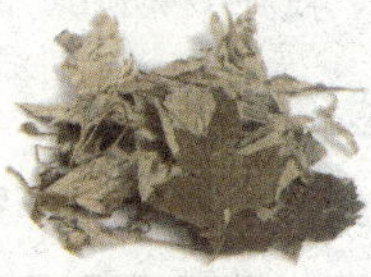

生长习性

生于荒地林缘，分布于全国大部分地区。

药用宜忌

阴虚血热者慎服。

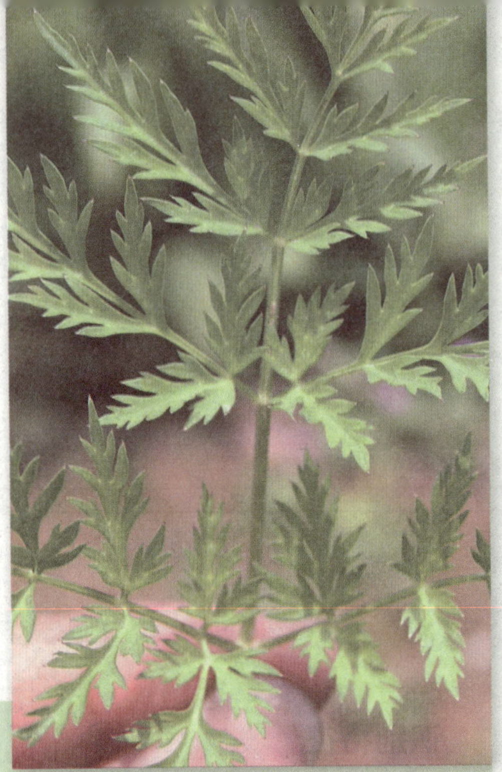

川芎

别名 山鞠穷，芎䓖，香果，胡䓖，马衔芎䓖，雀脑芎，京芎，贯芎，抚芎，台芎，西芎。

来源 伞形科藁本属植物川芎的根茎。

性味 辛，温。

识别特征

多年生草本，高40～70厘米。全株有浓烈的香气。根茎呈不规则的结节状拳形团块，下端有多数须根。茎直立，圆柱形，茎下部的节膨大成盘状。茎下部叶具柄，柄长3～10厘米，基部扩大成鞘；叶片轮廓卵状三角形，三至四回三出式羽状全裂，羽片4～5对，卵状披针形。复伞形花序顶生或侧生，总苞片3～6，线形；伞辐7～20，不等长；小伞形花序有花10～24；小总苞片2～7，线形，略带紫色；萼齿不发育；花瓣白色，倒卵形至椭圆形。幼果两侧扁压。

采集与使用

采集加工： 栽后第二年5月下旬至6月上旬，挖出根茎，抖掉泥土，除去茎叶，烤干。

药用功效： 活血祛瘀、行气开郁、祛风止痛，主治月经不调、经闭、痛经、产后瘀滞腹痛、肿块、胸胁疼痛、头痛眩晕、风寒湿痹、跌打损伤、痈疽疮疡。

用药部位： 干燥根茎。

使用方法： 煎汤内服，也可研末，入丸、散；外用时研末撒。

生长习性

喜气候温和、雨量充沛、日照充足而又较湿润的环境。主要栽培于江苏、浙江、江西、湖北、湖南等地。

药材性状

干燥根茎质坚实，不易折断，断面黄白色或灰黄色。香气浓郁而特殊，味苦、辛。稍有麻舌感，微回甜。

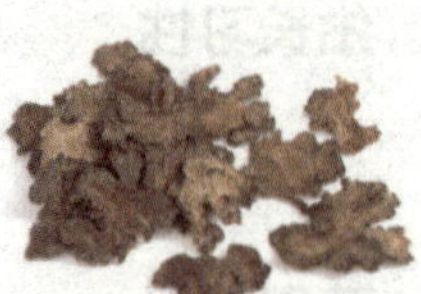

药用宜忌

阴虚火旺、月经过多者慎用。

郁金

别名 马蓮，帝足，黄郁，乌头。

来源 为姜科温郁金的根茎。

性味 寒，辛、苦。

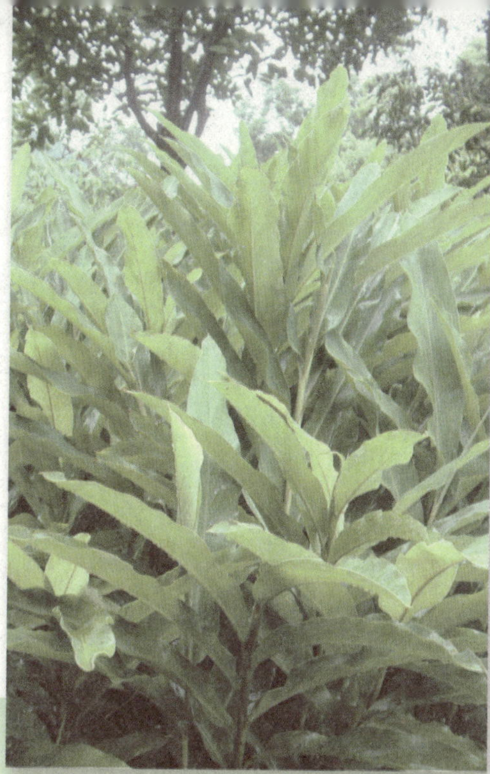

识别特征

郁金为多年生宿根草本。根粗壮，末端膨大呈长卵形块根。块茎卵圆状，侧生，根茎圆柱状，断面黄色。叶基生，基部的叶柄短，或近于无柄，具叶耳；叶片长圆形，先端尾尖，基部圆形或三角形。穗状花序；具鞘状叶，基部苞片阔卵圆形，小花数朵，生于苞片内，顶端苞片较狭，腋内无花；花萼白色筒状，不规则 3 齿裂；花冠管呈漏斗状，裂片 3，粉白色，上面 1 枚较大，两侧裂片长圆形；子房被伏毛，花柱丝状，光滑或被疏毛，基部有 2 棒状附属物，柱头略呈 2 唇形，具缘毛。

采集与使用

采集加工： 在栽种当年 12 月中下旬，茎叶逐渐枯萎，选晴天干燥时，将地上叶苗割去，挖出地下部分，摘下块根，蒸或煮约 15 分钟，晒干或烘干，去须根即成。

药用功效： 活血止痛、行气解郁、清心凉血、利胆，主治胸腹胁肋诸痛、痛经、热病神昏、癫狂、吐血、衄血、血淋、砂淋、黄疸。

用药部位： 干燥根茎。

使用方法： 煎汤内服，也可入丸、散。

生长习性

野生于山间或村边林下草地。分布于福建、广东、广西、浙江、云南、四川等地。

药材性状

干燥块根表面灰褐色，外皮皱缩或有细皱纹。横断面暗灰色发亮，中心扁圆形。

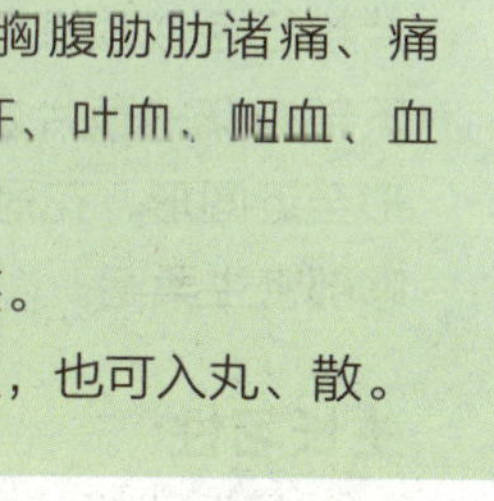

药用宜忌

阴虚失血者及无气滞血瘀者禁服。孕妇慎服。

姜黄

别名 宝鼎香，黄姜。

来源 为姜科姜黄属植物姜黄的根茎。

性味 温，苦、辛。

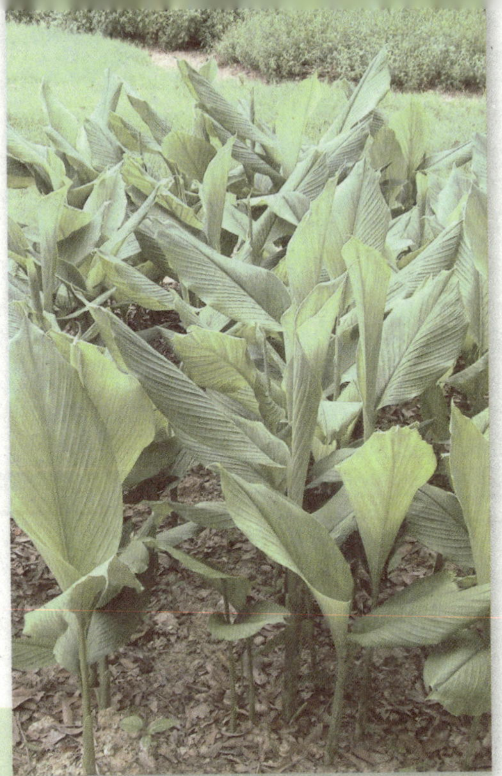

采集与使用

采集加工： 12 月下旬挖出地下部分，去掉泥土和茎秆，选出种根，摘下块根作黄郁金。将根茎水洗，放入开水中焯熟，烘干，撞去粗皮，即得干姜黄。

药用功效： 破血行气、通经止痛，主治血瘀气滞诸症、胸腹胁痛、妇女痛经、闭经、产后瘀滞腹痛、风湿痹痛。

用药部位： 干燥根茎。

使用方法： 煎汤内服，也可入丸、散；外用时研末调敷。

识别特征

多年生草本，高 1 ~ 1.5 米。根茎发达，成丛，分枝呈椭圆形或圆柱状，橙黄色，极香；根粗壮，末端膨大成块根。叶基生，5 ~ 7 片，2 列；叶片长圆形或窄椭圆形，先端渐尖，基部楔形，下延至叶柄，上面黄绿色，下面浅绿色，无毛。花葶由叶鞘中抽出；穗状花序圆柱状；上部无花的苞片粉红色或淡红紫色，长椭圆形，中下部有花的苞片嫩绿色或绿白色，卵形至近圆形；花冠管漏斗形，淡黄色，喉部密生柔毛。

生长习性

多为栽培，植于向阳、土壤肥厚质松的田园中。偶有野生的。分布于福建、江西、广东、广西、四川、云南等地。

药材性状

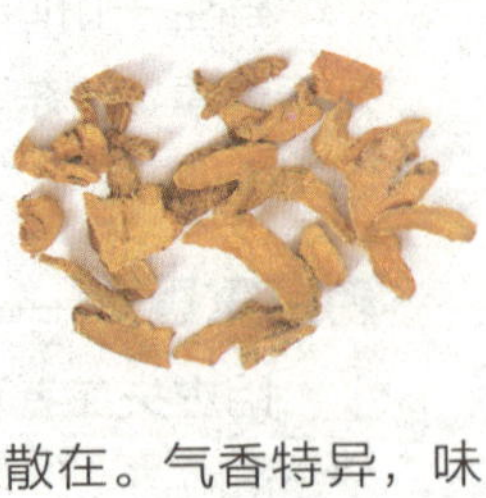

干燥根茎质坚实，不易折断，断面棕黄色至金黄色，内皮层环纹明显，维管束呈点状散在。气香特异，味苦、辛。

药用宜忌

血虚无气滞血瘀者及孕妇慎服。

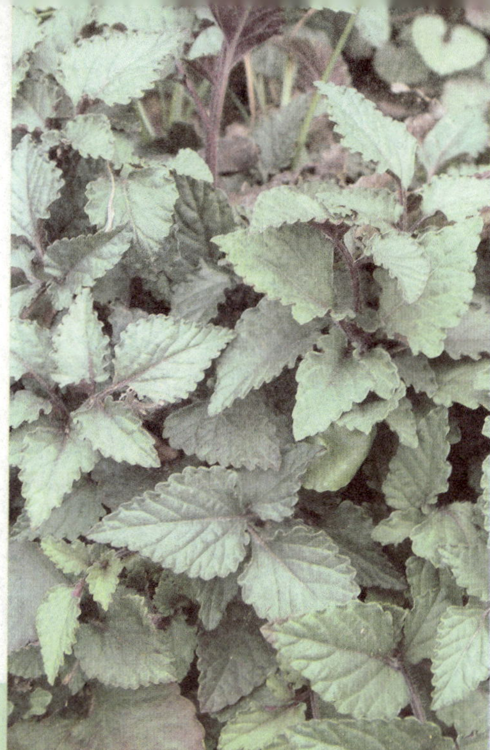

丹参

别名 郄蝉草，赤参，木羊乳，逐马，山参，紫丹参，山红萝卜，活血根，靠山红，红参，烧酒壶根，野苏子根，山苏子根，大红袍，蜜罐头，血参根。

来源 唇形科鼠尾草属植物丹参的根。

性味 微寒，苦。

识别特征

多年生草本，高 30 ~ 100 厘米。全株密被淡黄色柔毛及腺毛。茎四棱形，具槽，上部分枝。叶对生，奇数羽状复叶；小叶通常 5，稀 3 或 7 片，顶端小叶最大，侧生小叶较小，小叶片卵圆形至宽卵圆形，先端急尖或渐尖，基部斜圆形或宽楔形，边缘具圆锯齿，两面密被白色柔毛。轮伞花序组成顶生或腋生的总状花序，每轮有花 3 ~ 10 朵；苞片披针形，上面无毛，下面略被毛；花冠二唇形，蓝紫色，上唇直立，呈镰刀状，先端微裂，下唇较上唇短，先端 3 裂，中央裂片较两侧裂片长且大。

药材性状

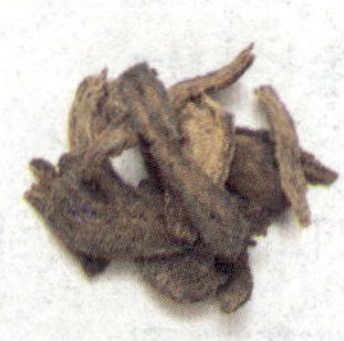

本品质硬而脆，断面疏松，有裂隙或略平整而致密，皮部棕红色，本部灰黄色或褐色，导管束黄白色，呈放射状排列。气微苦涩。

采集与使用

采集加工： 春、秋二季采挖，除去杂质和残茎，洗净，润透，切厚片，干燥。

药用功效： 活血祛瘀、调经止痛、除烦安神、凉血消痈，主治妇女月经不调、痛经、经闭、产后瘀滞腹痛、心腹疼痛、热痹肿痛、跌打损伤、烦躁不安、心烦失眠、痈疮肿毒。

用药部位： 干燥根。

使用方法： 煎汤内服。

生长习性

生于林下草地或沟边。分布于河北、山西、辽宁、华东、河南、湖北等地。

药用宜忌

妇女月经过多及无瘀血者禁服。孕妇慎服。反藜芦。

红花

别名 红蓝花，刺红花，草红花。

来源 为菊科红花属植物红花的花。

性味 温温，辛。

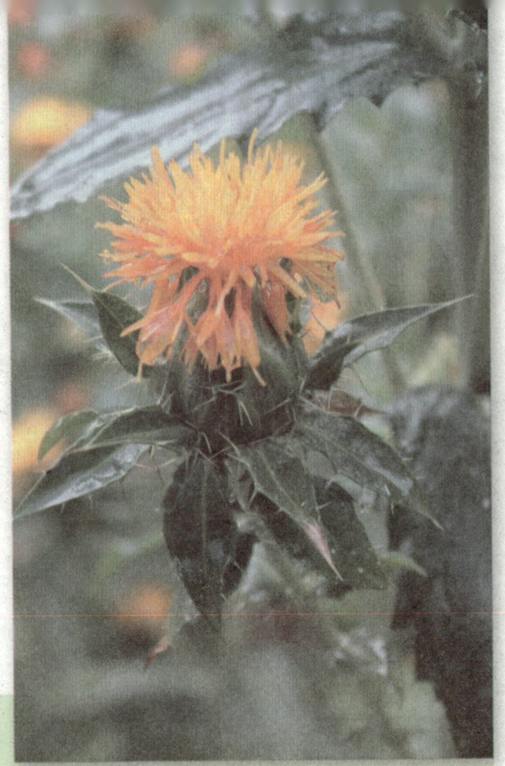

采集与使用

采集加工： 5月底至6月中下旬盛花期，分批采摘。采回后在阳光下干燥，在阴凉通风处阴干，或用40—60℃的低温烘干。

药用功效： 活血通经、祛瘀止痛，主治血瘀经闭、痛经、产后瘀阻腹痛、胸痹心痛、癥瘕积聚、跌打损伤、关节疼痛、中风偏瘫、斑疹。

用药部位： 干燥花。

使用方法： 煎汤内服。养血和血宜少用，活血祛瘀宜多用。

生长习性

我国华北、东北、西北及浙江、山东、四川、贵州、西藏等地广泛栽培。

药用宜忌

孕妇及月经过多者禁服。

识别特征

越年生草本，高50～100厘米。茎直立，上部分枝。叶互生；无柄；中下部茎生叶披针形、卵状披针形或长椭圆形，边缘具大锯齿、重锯齿、小锯齿或全缘，稀羽状深裂，齿顶有针刺，向上的叶渐小，披针形；全部叶质坚硬，革质，有光泽。头状花序多数，在茎枝顶端排成伞房花序，为苞叶所围绕；苞片椭圆形或卵状披针形，边缘有或无针刺；小花红色、橘红色，全部为两性。瘦果倒卵形，乳白色，有4棱，无冠毛。

药材性状

干燥花为不带子房的筒状花，质柔软。气微香，味微苦。

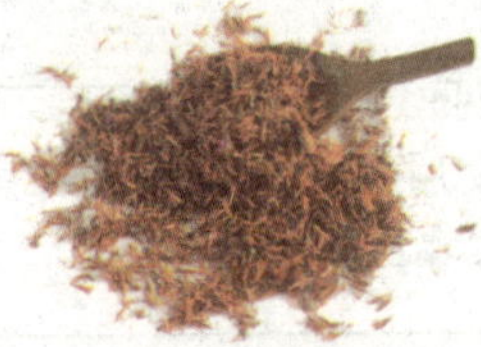

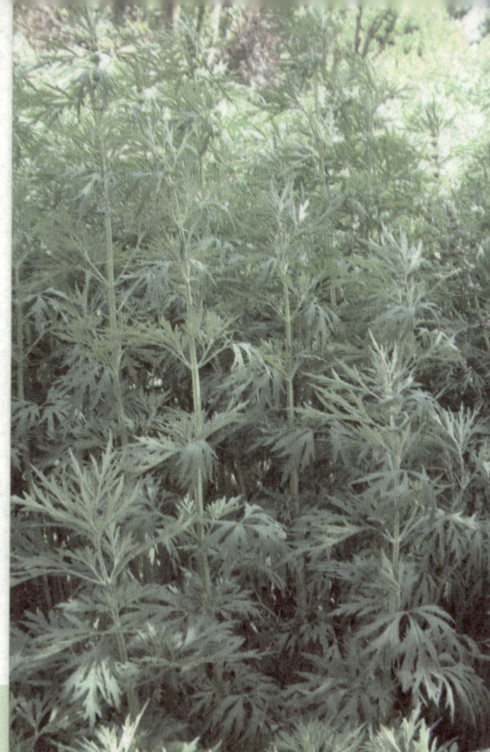

益母草

别名 蓷，萑，益母，茺蔚，益明，大札，臭秽，贞蔚，苦低草，郁臭草。

来源 为唇形科益母草属植物益母草和细叶益母草的全草。

性味 微寒，辛、苦。

识别特征

一年或二年生草本。茎直立，方形，单一或分枝，高60～100厘米，被微毛。叶对生；叶形多种，一年根生叶有长柄，叶片略呈圆形；茎中部的叶有短柄，3全裂，裂片近披针形；最上部的叶不分裂，线形，近无柄，上面绿色，下面浅绿色，两面均被短柔毛。花多数，生于叶腋，呈轮伞状；苞片针刺状；花萼钟形；花冠唇形，淡红色或紫红色，外被长绒毛；雄蕊4，2强，着生于花冠内面近裂口的下方；子房4裂，花柱与花冠上唇几等长，柱头2裂。小坚果褐色，三棱状，长约2毫米。

采集与使用

采集加工： 在每株开花三分之二时收获，选晴天齐地割下，应即摊放，晒干后打成捆。

药用功效： 活血调经、利尿消肿、清热解毒，主治月经不调、经闭、胎漏难产、胞衣不下、产后血晕、瘀血腹痛、跌打损伤、小便不利、水肿、痈肿疮疡。

用药部位： 新鲜或干燥全草。

使用方法： 煎汤内服，熬膏，也可入丸、散；外用时煎水洗或鲜品捣敷。

药材性状

茎表面灰绿色或黄绿色；体轻，质韧，断面中部有髓。叶片灰绿色，多皱缩、破碎，易脱落。

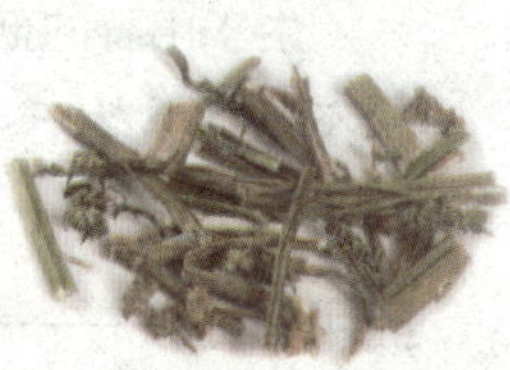

生长习性

生于山野荒地、田埂、草地、溪边等处。全国大部分地区均有分布。

药用宜忌

阴虚血少、月经过多、瞳仁散大者均禁服。

泽兰

别名 虎兰，龙枣，小泽兰，虎蒲，地瓜儿苗，红梗草，风药，蛇王草，蛇王菊。

来源 为唇形科地笋属植物地笋及毛叶地笋的地上部分。

性味 微温，苦、辛。

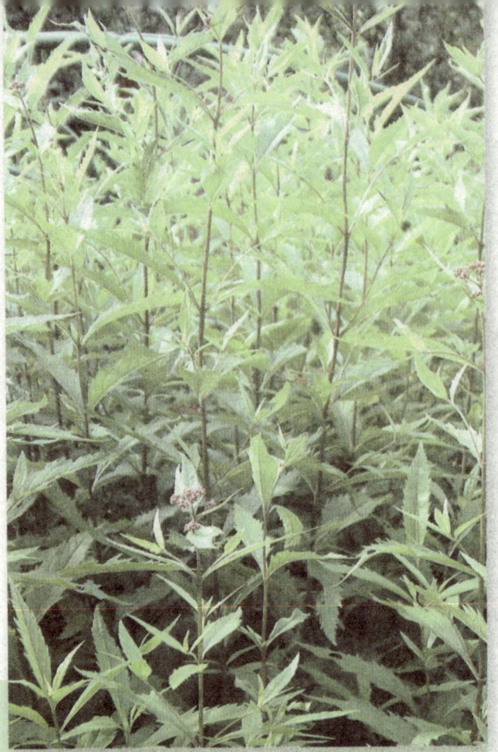

识别特征

泽兰为多年生草本，高 40 ~ 100 厘米。地下根茎横走，稍肥厚，白色。茎直立，方形，有四棱角，中空，表面绿色、紫红色或紫绿色，光滑无毛，仅在节处有毛丛。叶交互对生；披针形，狭披针形至广披针形；近革质，上面略有光泽，无毛。轮伞花序腋生，花小；苞片披针形，边缘有毛；萼钟形，先端 5 裂，裂片狭披针形，先端长锐尖；花冠白色，钟形；能育雄蕊 2 个；子房矩形，4 深裂，着生于花盘上，花柱顶端 2 裂，伸出。小坚果扁平，长约 1 毫米，暗褐色。

采集与使用

采集加工：根茎繁殖当年、种子繁殖第二年的 6—10 月，茎叶生长茂盛时采收。割取地上部分切段，晒干。

药用功效：活血化瘀、利水消肿、解毒消痈，主治妇女经闭、痛经、产后瘀滞腹痛、身面浮肿、跌打损伤、痈肿疮毒。

用药部位：干燥地上部分。

使用方法：煎汤内服，也可入丸、散；外用时鲜品捣敷或煎水熏洗。

生长习性

生于山野的低洼地或溪流沿岸的灌木丛、草丛中。喜温暖湿润气候，耐寒，不怕水涝，喜肥。

药材性状

本品茎呈方柱形，少分枝，质脆，断面黄白色，髓部中空。无臭，味淡。

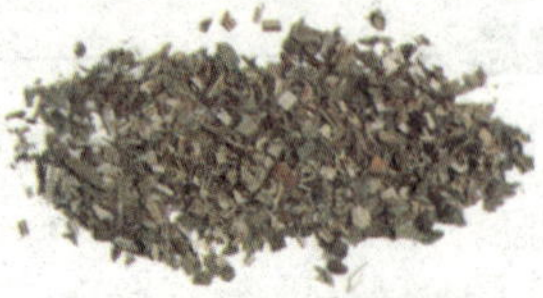

药用宜忌

无血瘀或血虚者慎服。

牛膝

别名 牛倍，牛茎，铁牛膝，脚斯蹬，杜牛膝，怀牛膝，怀夕，真夕，怀膝。

来源 为苋科牛膝属植物牛膝的根。

性味 平，苦、酸。

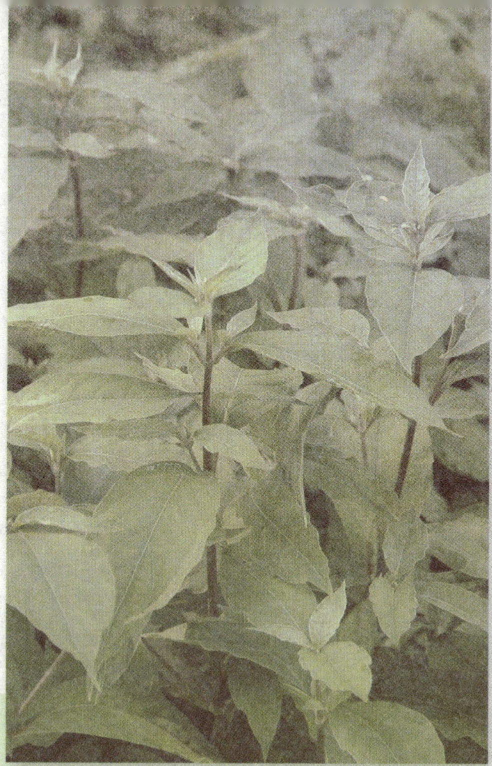

识别特征

多年生草本，高 70 ~ 120 厘米。根圆柱形，土黄色。茎直立，具棱，节膨大，节上分枝对生。单叶对生；叶片膜质，椭圆形或椭圆状披针形，先端渐尖，基部宽楔形，全缘，两面被柔毛。穗状花序顶生及腋生，花期后反折；花多数，密生；苞片宽卵形，先端长渐尖；小苞片刺状，先端弯曲；花被片披针形，光亮，先端急尖，有 1 中脉；雄蕊长 2 ~ 2.5 毫米；退化雄蕊先端平圆，稍有缺刻状细锯齿。胞果长圆形，黄褐色，光滑。种子长圆形，黄褐色。

采集与使用

采集加工：采收根部，晒至六七成干后集中于室内加盖草席，堆闷 2—3 天，分级，扎把，晒干。

药用功效：补肝肾、强筋骨、活血通经、引血（火）下行、利尿通淋，主治腰膝酸痛、血滞经闭、血淋、跌打损伤、咽喉肿痛。

用药部位：干燥根。

使用方法：煎汤内服，浸酒，也可入丸、散；外用时捣敷，捣汁滴鼻，研末撒入牙缝。

生长习性

生于屋旁、林缘、山坡草丛中，分布于东北以外的全国广大地区。

药材性状

本品质硬而脆，易折断，断面平坦，黄棕色，中心维管束木部较大，黄白色。气微，味微甜而稍苦涩。

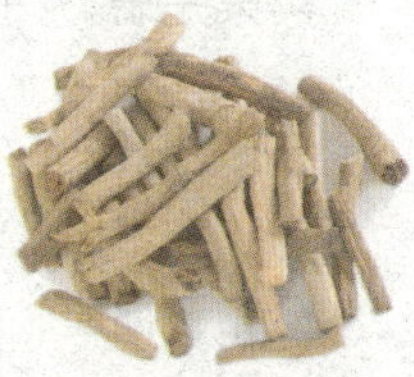

药用宜忌

孕妇及月经过多者忌用。

鸡血藤

别名 血风藤，马鹿藤，紫梗藤，猪血藤，九层风，红藤，活血藤。

来源 为豆科密花豆属植物密花豆的藤茎。

性味 温，苦、微甘。

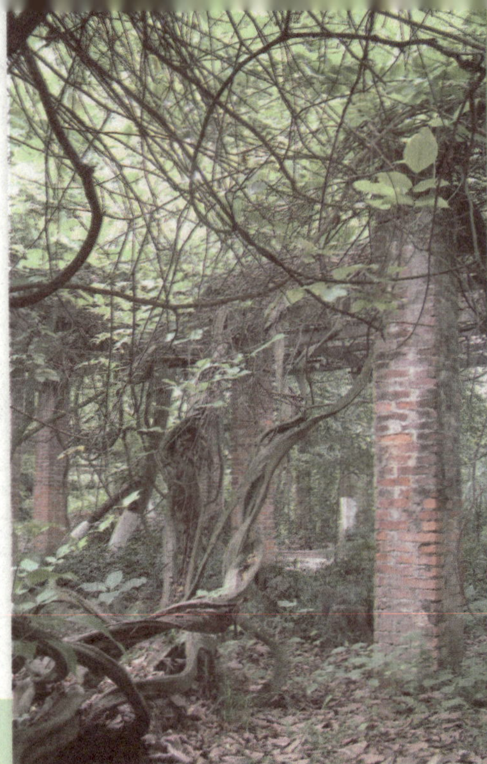

采集与使用

采集加工： 9—11月采收茎藤，锯成段，晒干；也可鲜时切片，晒干。

药用功效： 活血舒筋、养血调经，主治手足麻木、肢体瘫痪、风湿痹痛、贫血、月经不调、痛经、闭经。

用药部位： 干燥藤茎。

使用方法： 煎汤内服，也可浸酒用。

识别特征

木质藤本，长达数十米。老茎砍断时可见数圈偏心环，鸡血状汁液从环处渗出。三出复叶互生；顶生小叶阔椭圆形，先端锐尖，基部圆形或近心形，上面疏被短硬毛，背面脉间具黄色短髯毛，侧生小叶基部偏斜；小托叶针状。圆锥花序腋生，大型，花多而密，花序轴、花梗被黄色柔毛；花萼肉质筒状，5齿，上面2齿合生，两面具黄色柔毛；花冠白色，肉质，旗瓣近圆形，具爪；雄蕊10，2组，花药5大5小；子房具白色硬毛。荚果舌形，有黄色柔毛；种子1颗，生荚果先端。

生长习性

生于山谷林间、溪边及灌丛中，分布于福建、广东、广西、云南。

药材性状

本品质坚硬，难折断，折断面呈不整齐的裂片状。气微，味涩。

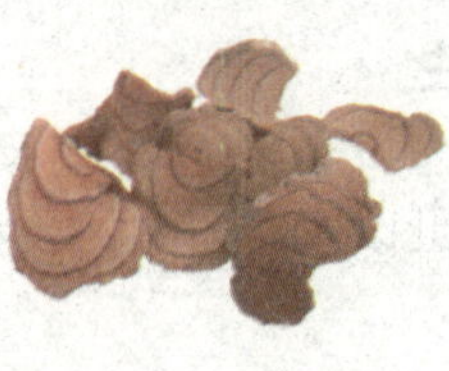

药用宜忌

阴虚火旺者慎用。

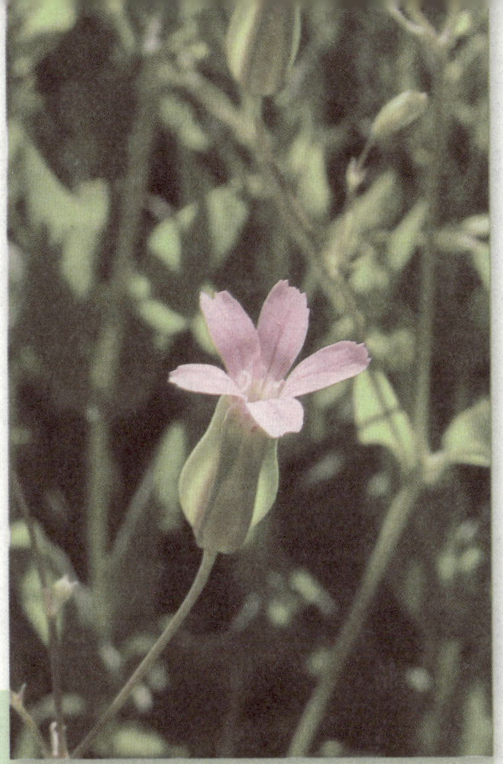

王不留行

别名 不留行，留行子，麦兰子。

来源 石竹科麦蓝菜的干燥成熟种子。

性味 平，苦。

采集与使用

采集加工：夏季果实成熟、果皮尚未开裂时采割植株，晒干，打下种子，除去杂质，再晒干。

药用功效：活血通经、下乳消肿，用于治疗乳汁不下、经闭、痛经、乳痈肿痛。

用药部位：干燥成熟种子。

使用方法：煎汤内服，也可入丸、散；外用时研末调敷。

药材性状

本品呈球形，表面黑色，少数红棕色，略有光泽，质硬。无臭，味微涩苦。

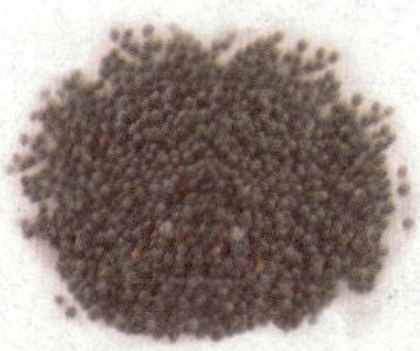

识别特征

一年生或二年生草本。茎直立，高 30 ~ 70 厘米，圆柱形，节处略膨大，上部呈二叉状分枝。叶对生，无柄，卵状披针形或线状披针形，先端渐尖，基部圆形或近心脏形，全缘。顶端聚伞花序疏生，花柄细长，下有鳞片状小苞 2 枚；萼筒有 5 条绿色棱翘；花瓣 5 片，分离，淡红色，倒卵形；雄蕊 10 个，不等长；雌蕊 1 个，子房椭圆形，花柱 2，细长。蒴果广卵形，包在萼筒内。

生长习性

生于田边或耕地附近的丘陵地，尤以麦田中最为普遍。除华南，全国各地区都有分布。

药用宜忌

孕妇慎用。

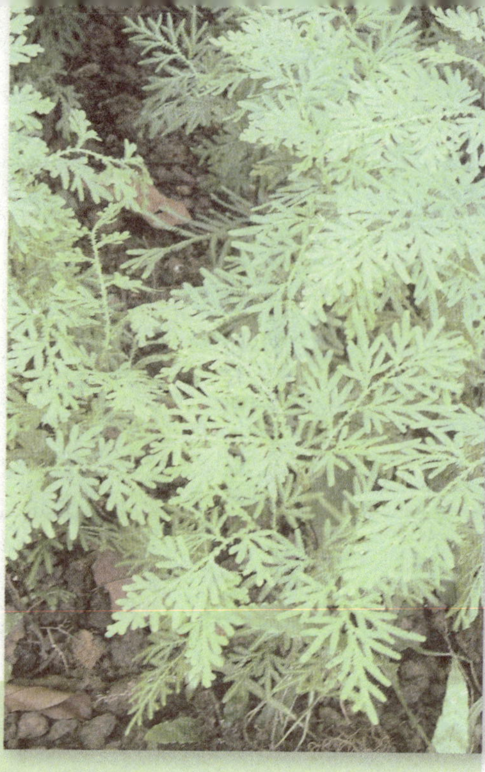

卷柏

别名 九死还魂草，老虎拳头一把抓，老虎爪，长生草，万年松。

来源 本品为卷柏科植物卷柏或垫状卷柏的干燥全草。

性味 平，辛。

识别特征

多年生草本，高 5 ~ 15 厘米。主茎下着生须根。各枝丛生，直立，干后拳卷，密被覆瓦状叶，各枝扁状分枝至 2 ~ 3 回羽状分枝。叶小，交互排列，侧叶披针状钻形，中叶两行，卵圆披针形。孢子囊穗生于枝顶，四棱形，孢子叶三角形，孢子囊肾形。

生长习性

抗旱力极强，耐瘠薄，通常不需施肥。要求疏松、排水良好的砂质壤土，可用砂砾栽培，水培也可。在温暖环境中生长良好，20℃左右为最适温度。生于岩石上。分布于全国大部分地区。

采集与使用

采集加工： 全年均可采收，除去须根及泥沙，晒干。

药用功效： 活血通经，用于经闭、痛经、跌扑损伤。卷柏炭可化瘀止血，用于吐血、崩漏、便血、脱肛。

用药部位： 干燥全草。

使用方法： 煎汤内服。

药材性状

须根棕色至棕褐色，散生或聚生呈短杆状。质脆，易折断。无臭，味淡。

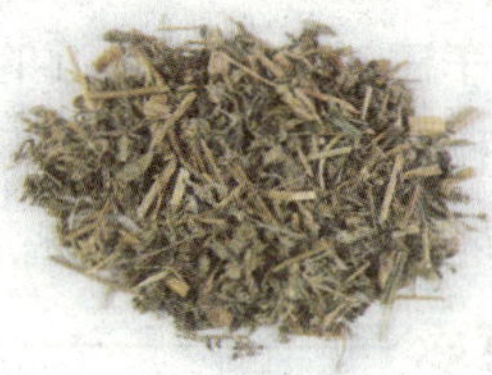

药用宜忌

孕妇慎用。

半夏

别名 水半夏，姜半夏，法半夏，青半夏，青盐半夏，竹沥半夏，仙半夏，珠半夏，野芋头。

来源 天南星科半夏的干燥块茎。

性味 温，辛。有毒。

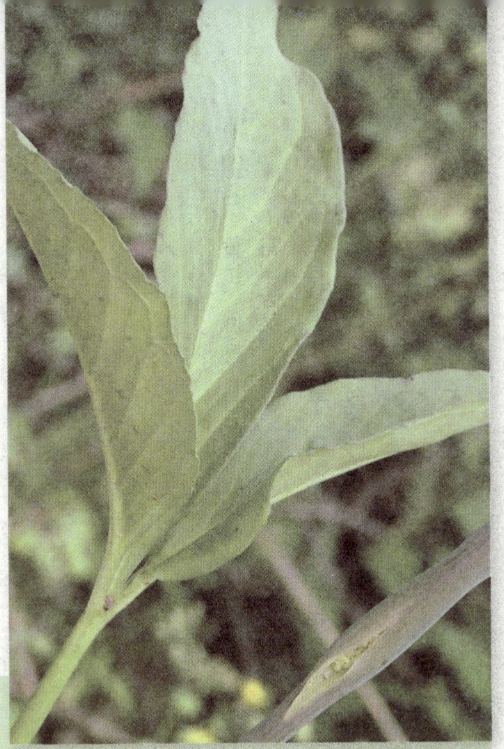

识别特征

多年生小草本，高 15 ~ 30 厘米。块茎近球形。叶出自块茎顶端，在叶柄下部内侧生一白色珠芽；一年生的叶为单叶，卵状心形；2 ~ 3 年后，叶为 3 小叶的复叶，小叶椭圆形至披针形，中间小叶较大，两侧的较小，全缘，两面光滑无毛。肉穗花序顶生，花序梗常较叶柄长；佛焰苞绿色，长 6 ~ 7 厘米；花单性，无花被，雌雄同株；雄花着生在花序上部，白色，雄蕊密集呈圆筒形，雌花着生于雄花的下部，绿色。浆果卵状椭圆形，绿色，长 4 ~ 5 毫米。

采集与使用

采集加工： 夏、秋季采挖，洗净，除去外皮及须根，晒干。

药用功效： 用于痰多咳喘、痰饮眩悸、风痰眩晕、痰厥头痛。

用药部位： 干燥块茎。

使用方法： 煎汤内服，也可入丸、散；外用时研末调敷。

药材性状

干燥块茎呈圆球形、半圆球形或偏斜状。纵切面呈肾脏形，洁白，粉性充足。味辛辣，嚼之发黏，麻舌而刺喉。

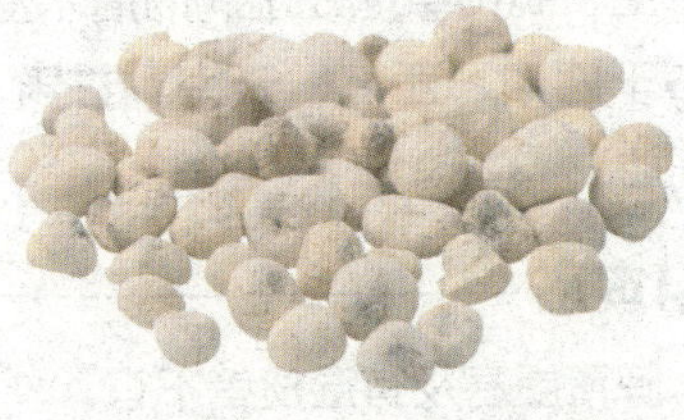

生长习性

野生于山坡、溪边阴湿的草丛中或林下。主产于四川、湖北等地。

药用宜忌

阴虚燥咳、血证、燥痰者应慎用。忌与含草乌、川乌、附子制品同服。

川贝母

别名 黄虻，贝母，空草，贝父，药实，苦花，苦菜，勤母。

来源 百合科多年生草本植物川贝母、暗紫贝母、甘肃贝母或梭砂贝母的鳞茎。

性味 凉，苦、甘。

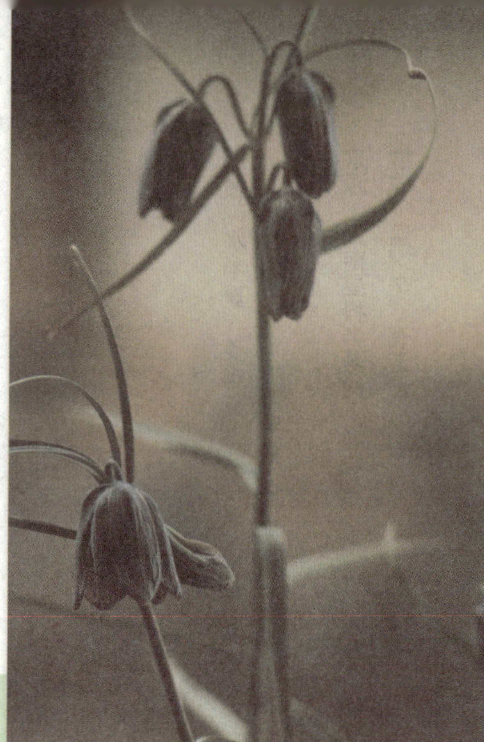

识别特征

多年生草本，高 15 ~ 55 厘米。茎直立，绿色或微带褐紫色，具细小灰色斑点。叶片通常下端对生，上端 3 叶轮生，少为互生；叶片线形，先端卷曲呈卷须状。花单生于茎顶，少有 2 朵，下垂，钟状。蒴果六角矩形。种子薄而扁平，半圆形，黄色。暗紫贝母形态与卷叶贝母相似，惟本种鳞茎圆锥形，叶下部的常对生，上部的互生或近对生，线形或线状披针形，先端不卷曲。花被片长 2 ~ 2.5 厘米，外轮长椭圆形，内轮矩状倒卵形，外面浓紫色，内面黄绿色；花丝密被短毛。

生长习性

生于高山草地或湿润的灌木丛中。分布于四川、西藏、云南、甘肃、青海等地。

采集与使用

采集加工： 夏、秋季或积雪融化时采挖，除去须根、粗皮及泥沙，晒干或低温干燥。

药用功效： 清热润肺、化痰止咳，用于治疗肺热燥咳、干咳少痰、阴虚劳嗽、咳痰带血。

用药部位： 干燥鳞茎。

使用方法： 煎汤内服，也可入丸、散；外用时研末撒或调敷。

药材性状

干燥鳞茎呈类圆锥形或近球形，表面类白色。质硬而脆，断面白色，富粉性。气微，味微苦。

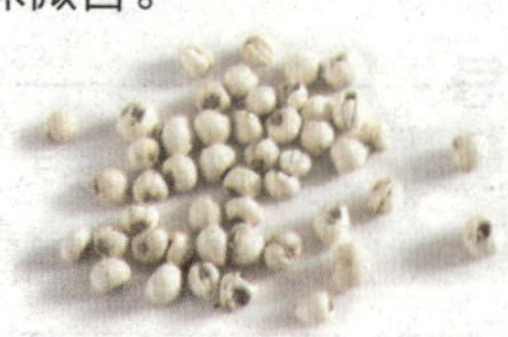

药用宜忌

脾胃虚寒及有湿痰者不宜。

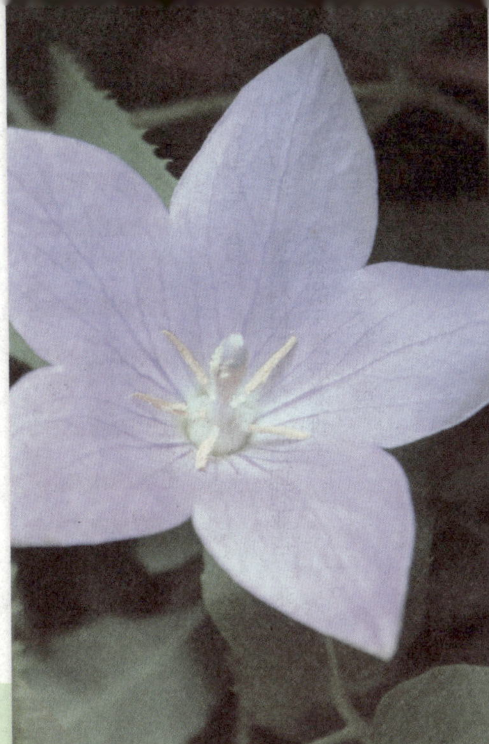

桔梗

别名 铃当花，白药，土人参，符蔰，白药，利如，梗草，卢如，房图，荠蔰，苦梗，苦桔梗，大药。

来源 为桔梗科植物桔梗的根。

性味 平，苦。

采集与使用

采集加工：春、秋两季采收，而以秋采者质量较佳。挖取后去净苗叶，洗净泥土，浸水中，刮去外皮，晒干。

药用功效：宣肺、利咽、祛痰、排脓，用于咳嗽痰多、胸闷不畅、咽喉肿痛、支气管炎、肺脓疡、胸膜炎。

用药部位：干燥根。

使用方法：煎汤内服，也可入丸、散。

识别特征

多年生草本，有白色乳汁。茎上部稍分枝，微被白粉。茎中下部叶对生或轮生，上部叶互生，卵形或卵状披针形，边缘具不整齐锐锯齿，下面微被白粉。叶片卵状披针形，长 3 ~ 6 厘米，宽 1 ~ 2.5 厘米，先端尖，基部楔形或近圆形，边缘有锯齿。花大，花萼钟状，5 裂；花冠阔钟状，先端 5 裂，紫蓝色或蓝白色；雄蕊 5 个，花丝基部变宽，有短柔毛。蒴果倒卵形，成熟后顶端 5 瓣裂，具宿萼。

药材性状

干燥根质坚脆，易折断，断面类白色至类棕色，略带颗粒状，有放射状裂隙，中央无髓。气无，味微甘而后苦。

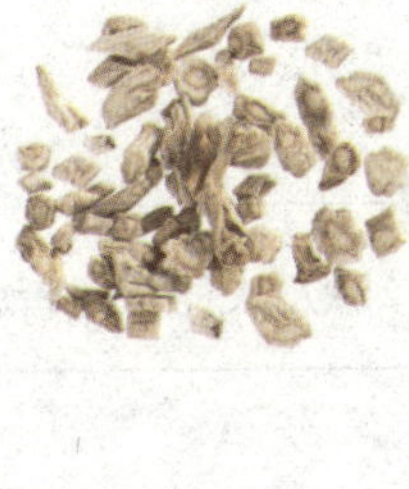

生长习性

野生于山坡草丛中。我国大部分地区均有分布，主产于安徽、河南、湖北、辽宁、吉林、河北、内蒙古等地。

药用宜忌

阴虚久嗽、气逆及咯血者忌服。

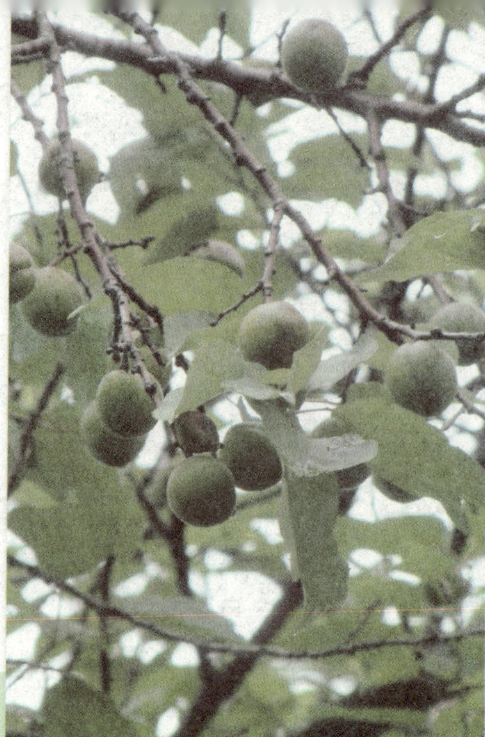

苦杏仁

别名 杏仁。

来源 蔷薇科植物山杏、西伯利亚杏、东北杏或杏的干燥成熟种子。

性味 温，苦。有小毒。

采集与使用

采集加工： 夏季采收成熟果实，除去果肉及核壳，取种子晒干。

药用功效： 降气止咳平喘、润肠通便，用于治疗咳嗽气喘、胸满痰多、血需津枯、肠燥便秘。

用药部位： 干燥成熟种子。

使用方法： 生品入煎剂内服（宜后下）。

药材性状

种子呈扁心脏形，种皮薄，除去种皮后可见子叶两片，乳白色，富油性。无臭，味苦。

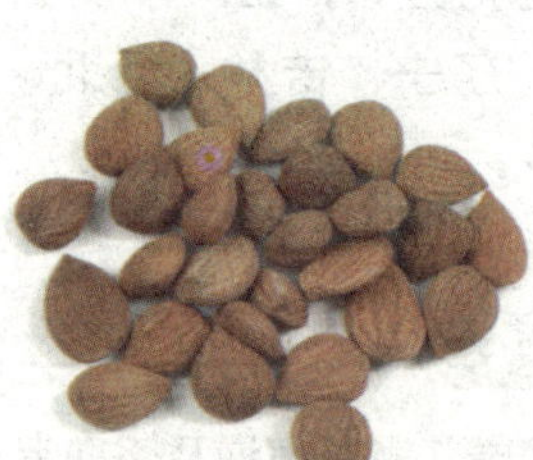

识别特征

乔木，高达 10 米。叶互生，宽卵形或近圆形，长 4 ~ 5 厘米，宽 3 ~ 4 厘米，先端渐尖，基部阔楔形或截形，叶缘有细锯齿；柄长，近叶基部有 2 腺体；先叶开花，花单生于短枝顶，无柄；萼筒钟形，带暗红色，5 裂，裂片比萼筒稍短，花后反折；花瓣 5，白色或淡粉红色；雄蕊多数，比花瓣略短；子房 1 室，密被短柔毛。核果近球形，果肉薄，种子味苦。

生长习性

多栽培于低山地或丘陵山地。主产于内蒙古、吉林、辽宁、河北、山西、陕西。

药用宜忌

阴虚咳嗽及大便溏泄者忌服。

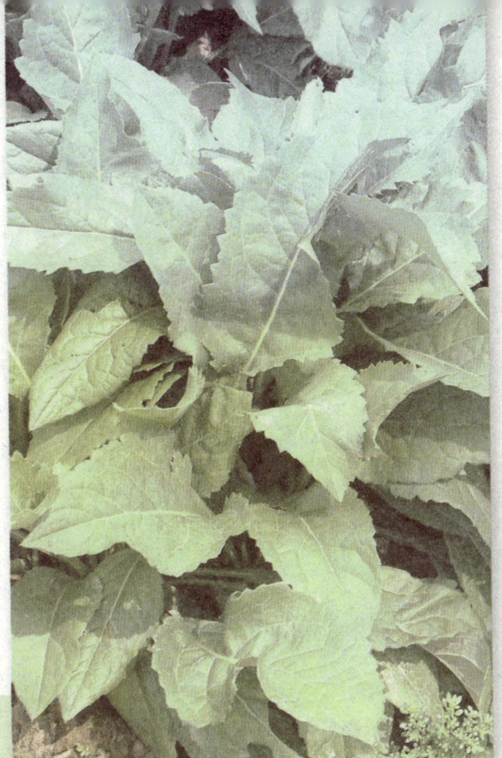

紫菀

别名 紫苑，小辫儿，夹板菜，驴耳朵菜，软紫菀。

来源 菊科植物紫菀的干燥根及根茎。

性味 温，苦。

采集与使用

采集加工：春、秋均可采挖，除去茎叶及泥土，晒干，或将须根编成小辫晒干，商品称为辫紫菀。

药用功效：润肺下气、消痰止咳，用于治疗痰多喘咳、新久咳嗽、劳嗽咯血。

用药部位：干燥根和根茎。

使用方法：煎汤内服，也可入丸、散。

药材性状

本品表面紫红色或灰红色，有细条纹及细皱纹，质柔软，不易折断，断面灰白色，周边暗紫红色。气微香，味甜、微苦。

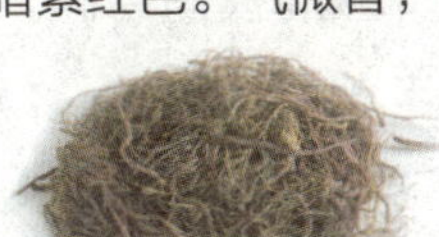

药用宜忌

有实热者忌服。

识别特征

多年生草本，高 1 ~ 1.5 米。根茎短，簇生多数细根，外皮灰褐色。茎直立，上部分枝，表面有沟槽。根生叶丛生，开花时脱落；叶片篦状长椭圆形至椭圆状披针形；茎生叶互生，几无柄，叶片狭长椭圆形或披针形。头状花序多数，伞房状排列，有长梗，梗上密被刚毛；总苞半球形，苞片 3 列，长圆状披针形，绿色微带紫；舌状花带蓝紫色，单性；管状花黄色，先端 5 齿裂，雄蕊 5 个，花药细长；冠毛白色或淡褐色，较瘦果长 3 ~ 4 倍。

生长习性

生于低山阴坡湿地、山顶和低山草地及沼泽地。分布于黑龙江、吉林、辽宁、内蒙古东部及南部、山西、河北、河南西部、陕西及甘肃南部等地。

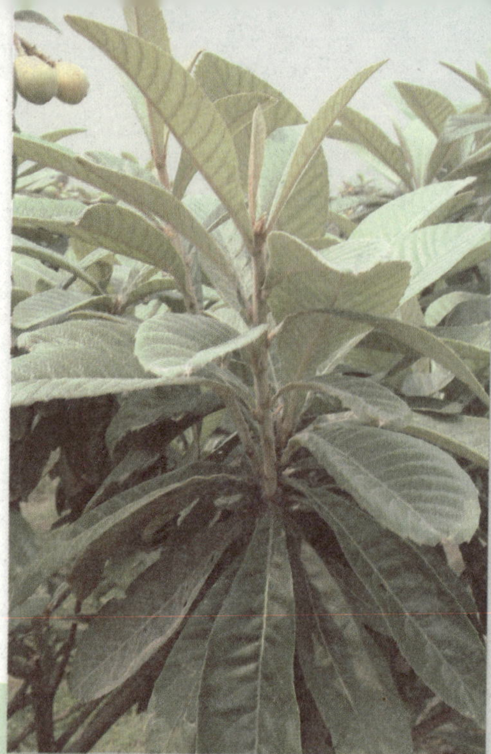

枇杷叶

别名 巴叶。

来源 蔷薇科植物枇杷的干燥叶。

性味 冬微寒，苦。

识别特征

常绿小乔木，高 3 ~ 8 米。小枝粗壮，被锈色绒毛。单叶互生；叶片革质；长椭圆形至倒卵状披针形，先端短尖，基部楔形，边缘有疏锯齿，上面深绿色有光泽，下面密被锈色绒毛，侧脉 11 ~ 21 对，直达锯齿顶端；叶柄极短或无柄；托叶 2 枚，大而硬，三角形，渐尖。花每数十朵聚合为顶生圆锥花序，花序有分枝，密被绒毛；苞片凿状，有褐色绒毛。果为浆果状梨果，圆形或近圆形，黄色或橙黄色；核数颗，圆形或扁圆形，棕褐色。

药材性状

叶厚革质，质脆易碎。微有清香气，味微苦。

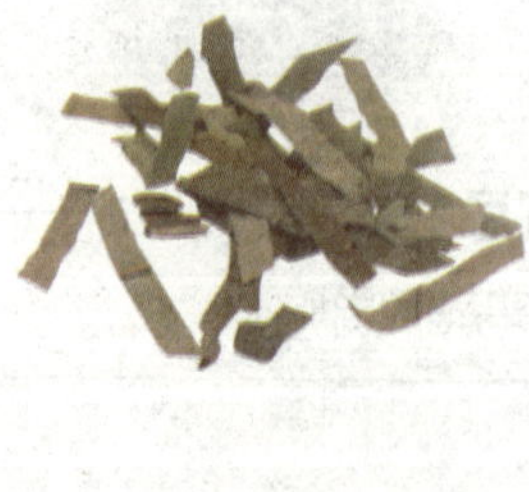

采集与使用

采集加工： 全年均可采收，晒至七八成干时，扎成小把，再晒干。

药用功效： 清肺和胃、降气化痰，主治肺热痰嗽、咯血、衄血、胃热呕哕。

用药部位： 干燥叶。

使用方法： 煎汤内服，熬膏，也可入丸、散。

生长习性

常栽种于村边、平地或坡地。分布于陕西、甘肃、河南、江苏、浙江、安徽、福建、广东、广西、江西、湖南、湖北、四川、贵州、云南等地。

药用宜忌

胃寒呕吐及肺感风寒咳嗽者忌食。

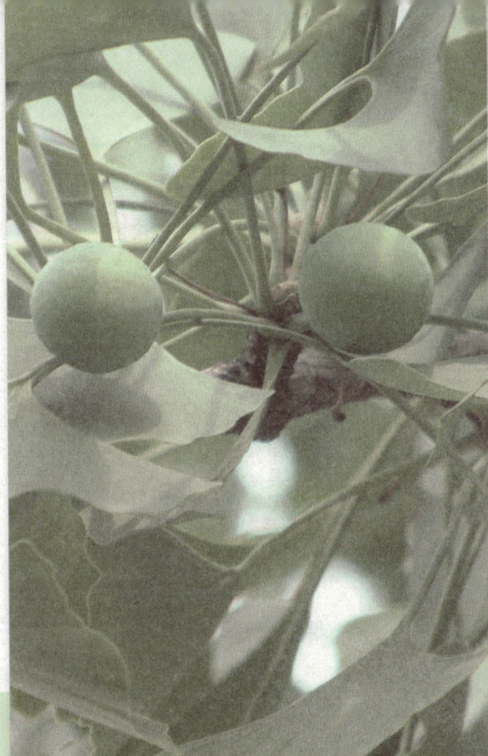

白果

别名 灵眼，佛指甲，佛指柑。

来源 银杏科银杏的干燥成熟种子。

性味 平，甘、苦、涩，有毒。

识别特征

银杏为落叶乔木，高可达 40 米。树干直立，树皮灰色。枝有长短两种，叶在短枝上簇生，在长枝上互生。叶片扇形。花单性，雌雄异株；雄花呈下垂的短柔荑花序，4 ~ 6 个生于短枝上的叶腋内，有多数雄蕊，花药 2 室，生于短柄的顶端；雌花每 2 ~ 3 个聚生于短枝上，每花有一长柄，柄端两叉，各生 1 心皮，胚珠附生于上，通常只有 1 个胚珠发育成熟。种子核果状，倒卵形或椭圆形，淡黄色，外种皮肉质，有臭气，内种皮灰白色，骨质，两侧有棱边。

采集与使用

采集加工： 秋季种子成熟时采收，除去肉质外种皮，洗净，稍蒸或略煮后，烘干。

药用功效： 敛肺定喘、止带浊、缩小便，主治痰多喘咳、带下白浊、遗尿、尿频。

用药部位： 干燥成熟种子。

使用方法： 煎汤内服，也可入丸、散；外用时捣敷。

药材性状

干燥的种子呈倒卵形或椭圆形，略扁。种仁淡黄色或黄绿色，内部白色，粉质，中心有空隙。气微，味甘、微苦涩。

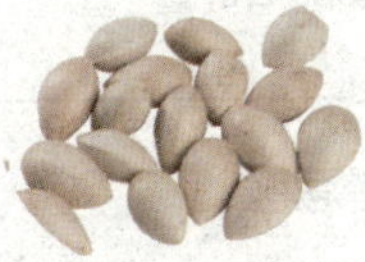

生长习性

银杏喜肥、喜湿并要求高度通气的环境，全国大部分地区有栽培。

药用宜忌

本品有毒，不可多用，小儿尤当注意，入煎剂应捣碎。

罗汉果

别名 拉汗果，假苦瓜。

来源 葫芦科罗汉果的干燥果实。

性味 凉，甘。

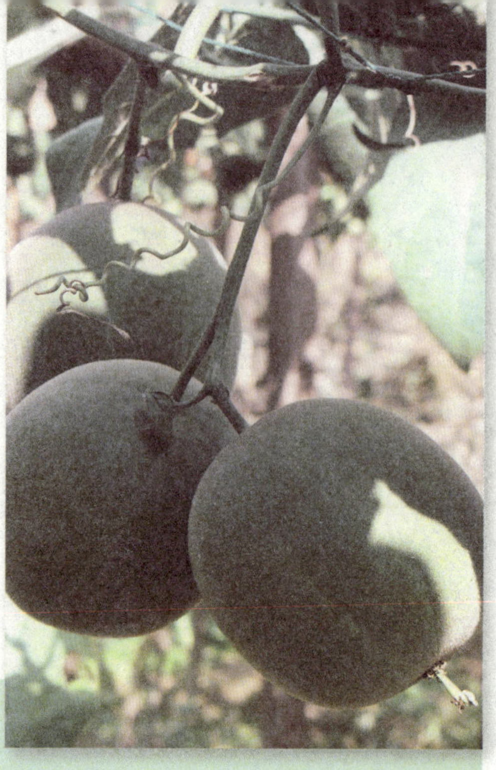

采集与使用

采集加工： 秋季果实由嫩绿变深绿色时采收，晾数天后，低温干燥。

药用功效： 清热润肺、滑肠通便，用于肺火燥咳、咽痛失音、肠燥便秘。

用药部位： 干燥果实。

使用方法： 煎汤内服。

药材性状

本品呈卵形、椭圆形或球形。体轻，质脆，果皮薄，易破。气微，味甜。

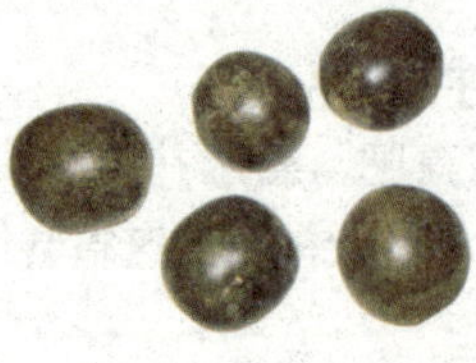

识别特征

多年生攀缘藤本。嫩茎被白色柔毛和红色腺毛，茎暗紫色，具纵棱。叶互生，卵形或长卵形，先端急尖或渐尖，基部心形，全缘，上面绿色，被短柔毛；嫩叶呈暗棕红色，密布红色腺毛，沿叶脉密被短柔毛卷须侧生；叶柄长 4 ~ 5 厘米。花单性，雌雄异株；花序柄、花柄、萼片、花瓣均被柔毛及腺毛；瓠果圆形、长圆形或倒卵形，幼时深棕红色，成熟时青色，被茸毛。

生长习性

喜温暖湿润的气候和肥沃的土壤，在半阴条件下生长良好。多为栽培品，广西有大量栽培。

药用宜忌

便溏者忌服。

酸枣仁

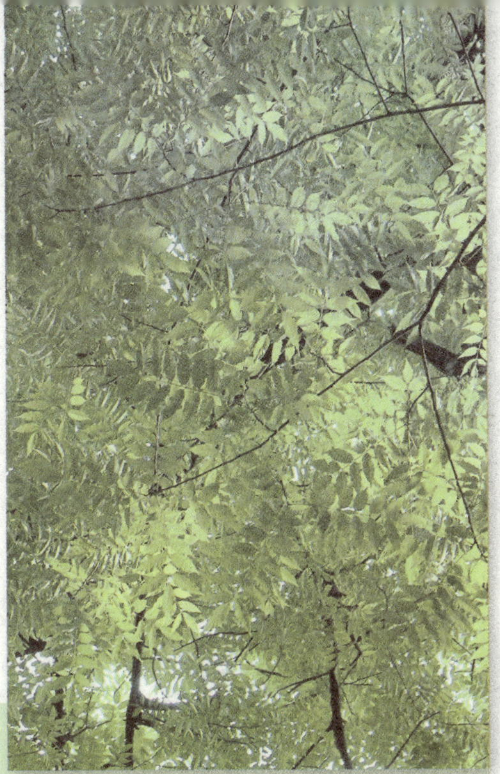

别名 枣仁，酸枣核。

来源 鼠李科酸枣的干燥成熟种子。

性味 平，甘、酸。

采集与使用

采集加工： 秋末冬初采收成熟果实，除去果肉及核壳，收集种子，晒干。

药用功效： 补肝、宁心、敛汗、生津，主治虚烦不眠、惊悸多梦、体虚多汗、津伤口渴。

用药部位： 干燥成熟种子。

使用方法： 煎汤内服，也可入丸、散。

药材性状

种子呈扁圆形或椭圆形，黄白色，肥厚油润。气微弱，味淡。

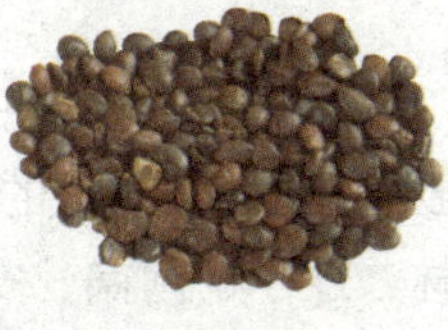

药用宜忌

凡有实邪及滑泄者慎服。

识别特征

酸枣为落叶灌木或小乔木，高1～3米。老枝褐色，幼枝绿色；枝上有两种刺，一为针形刺，一为反曲刺。叶互生；叶柄极短；托叶细长，针状；叶片椭圆形至卵状披针形，先端短尖而钝，基部偏斜，边缘有细锯齿，主脉3条。花2～3朵簇生叶腋，黄绿色；花萼5裂，裂片卵状三角形；花瓣小，5片，与萼片互生；雄蕊5，与花瓣对生，比花瓣稍长；花盘10浅裂；子房椭圆形，2室，埋于花盘中，花柱短，柱头2裂。核果近球形，直径1～1.4厘米，先端钝，熟时暗红色，有酸味。

生长习性

生长于阳坡或干燥瘠土处，常形成灌木丛。分布于辽宁、内蒙古、河北等地。

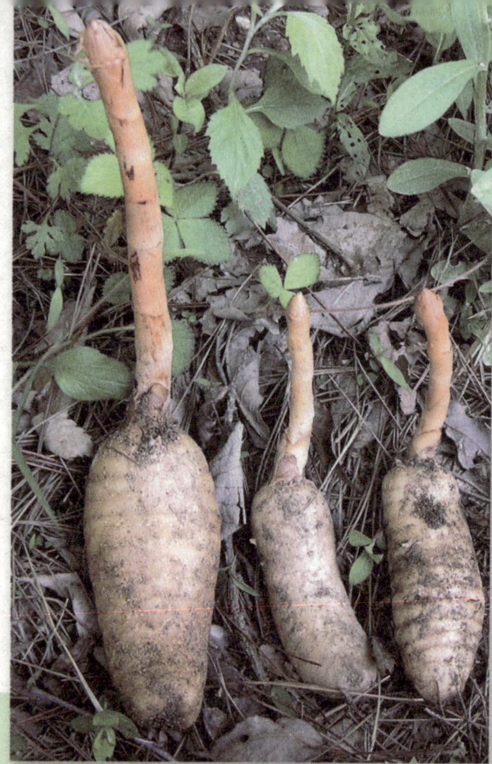

天麻

别名 明天麻，赤箭根，定风草，独采芝，水洋芋，鬼督邮，冬彭。

来源 兰科寄生草本天麻的干燥块茎。

性味 平，甘。

采集与使用

采集加工：立冬后至次年清明前采挖，立即洗净，蒸透，敞开低温干燥。

药用功效：平肝熄风、止痉，主治头痛眩晕、肢体麻木、小儿惊风、癫痫抽搐、破伤风症。

用药部位：干燥块茎。

使用方法：煎汤内服，也可入丸、散。

药材性状

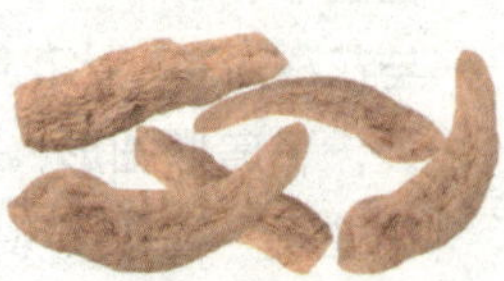

干燥块茎质坚硬，断面略平坦，黄白色或淡棕色，有光泽。嚼之发脆，有黏性。气特异，味甘。

药用宜忌

使御风草根，勿使天麻，二件若同用，即令人有肠结之患。

识别特征

多年生寄生植物，其寄主为蜜环菌，以蜜环菌的菌丝或菌丝的分泌物为营养来源，借以生长发育。块茎椭圆形或卵圆形，横生，肉质。茎单一，高30～150厘米，圆柱形，黄褐色。叶呈鳞片状，膜质，下部鞘状抱茎。总状花序顶生，苞片膜质，窄披针形或条状长椭圆形，花淡黄绿色或黄色，萼片和花瓣合生成歪筒，口部偏斜，顶端5裂；合蕊柱长5～6厘米，顶端有2个小的附属物；子房倒卵形，子房柄扭转。蒴果长圆形，有短梗。种子多数而细小，粉尘状。

生长习性

生于湿润的林下及肥沃的土壤上。分布于吉林、辽宁、河南、安徽、江西、湖北、湖南、陕西、甘肃、四川、云南、贵州、西藏等省区。现各地有栽培。

人参

别名 鬼盖，人衔，神草，人微，土精，血参，地精，海腴，皱面还丹，金井玉阑，汤参，棒棰等。

来源 为五加科草本人参的干燥根。

性味 温，甘、微苦。

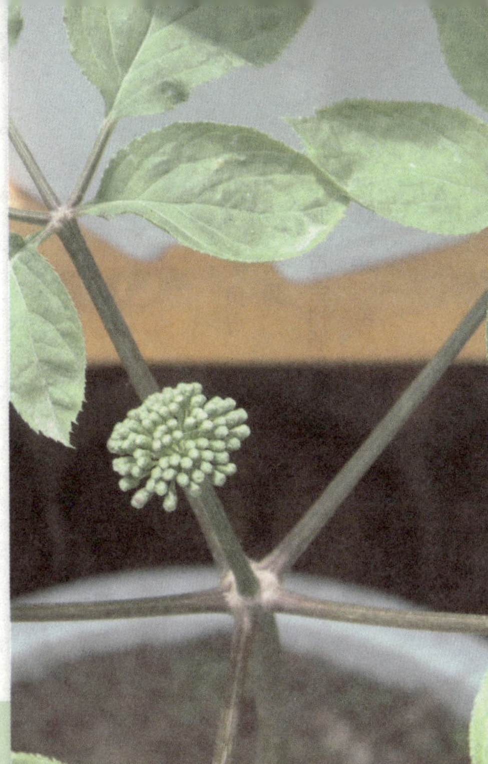

识别特征

多年生草本，高达60厘米。主根肥大，肉质，圆柱状，常分枝；须根长；根茎上有茎痕，有时生数条不定根。茎直立，绿色，细圆柱形，光滑无毛。叶轮生于茎端，数目依生长年限而不同，初生时为1枚3出复叶，以后逐年增多，最后增至6枚；叶具长柄；小叶卵形或倒卵形，复叶基部的小叶较小。总花梗由茎端叶柄中央抽出，顶生伞形花序，淡黄绿色的小花；花瓣6片，先端尖。浆果状核果，肾形，成熟时鲜红色，每室含种子1枚。种子白色，扁平圆卵形，一侧平截。

生长习性

生于茂密的林中。分布于黑龙江、吉林、辽宁和河北北部的深山中。

药用宜忌

实证、热证患者忌服。

采集与使用

采集加工： 5—9月采挖。拨松泥土，将根及须根细心拔出，防止折断，去净泥土、茎叶。

药用功效： 大补元气、固脱生津、安神，治劳伤虚损、食少、倦怠、反胃吐食、大便滑泄、虚咳喘促、自汗暴脱、惊悸、健忘、一切气血津液不足之证。

用药部位： 干燥根。

使用方法： 煎汤内服，熬膏，也可入丸、散。

药材性状

主根（参体）呈圆柱形，表面淡黄色，末端多分枝，有许多细长的须状根。断面平坦，透明角质状。气香，味苦。

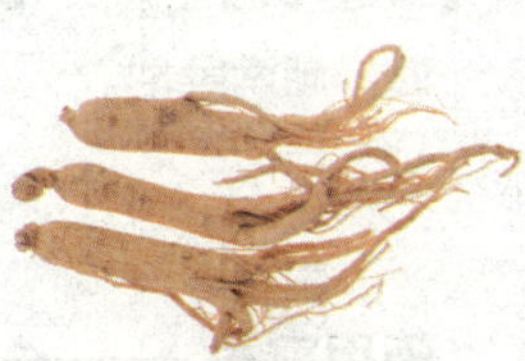

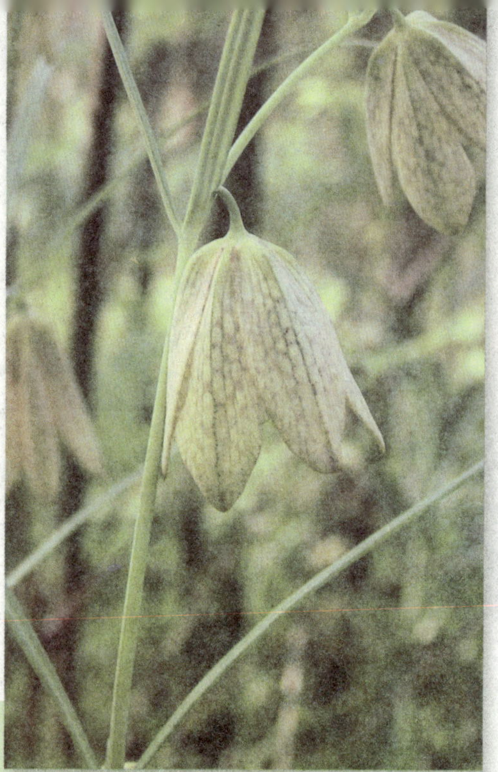

浙贝母

别名 大贝母，贝母，象贝母，珠贝母，元宝贝。

来源 百合科浙贝母的干燥鳞茎。

性味 寒，苦。

识别特征

多年生草本。鳞茎半球形，有2～3片肉质的鳞片。茎单一，直立，圆柱形。叶无柄；茎下部的叶对生，罕互生，狭披针形至线形；中上部的叶常3～5片轮生，罕互生，叶片较短，先端卷须状。花单生于茎顶或叶腋，花梗长1～1.5厘米；花钟形，俯垂。种子扁平，近半圆形，边缘具翅。

生长习性

生于湿润的山脊、山坡、沟边及村边草丛中。分布于浙江、江苏、安徽、湖南等地。

采集与使用

采集加工： 初夏植株枯萎时采挖，洗净。

药用功效： 清热化痰、开郁散结，用于风热、燥热、痰火咳嗽、肺痈、乳痈、瘰疬、疮毒、心胸郁闷。

用药部位： 干燥鳞茎。

使用方法： 煎汤内服，也可入丸、散；外用时研末撒。

药材性状

为鳞茎外层的单瓣鳞片。表面白色，或带淡黄色，被有白色粉末，质硬而脆，易折断，断面不齐，白色或淡黄色，富粉性。气微，味微苦。

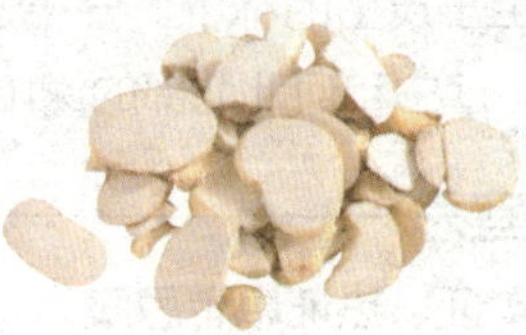

药用宜忌

不能与草乌、川乌、附子同用。

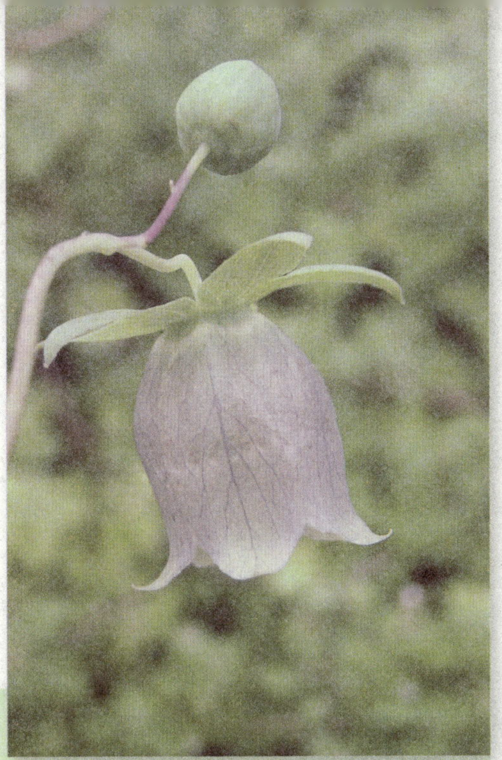

党参

别名 川党参，西党参，东党参，汶元党，潞党参，上党人参，黄参。

来源 桔梗科植物党参、素花党参或川党参的干燥根。

性味 平，甘。

采集与使用

采集加工： 秋季采挖，洗净，晒干。

药用功效： 补中益气、健脾益肺，主治气血不足、劳倦乏力、血虚萎黄、便血、崩漏等症。

用药部位： 干燥根。

使用方法： 煎汤内服，熬膏，也可入丸、散。

药材性状

本品质稍硬或略带韧性，断面稍平坦，皮部淡黄白色至淡棕色，木部淡黄色。有特殊香气，味微甜。

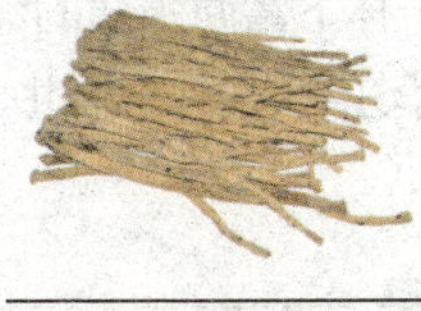

药用宜忌

不能与含藜芦制品同服。

识别特征

多年生草本。根长圆柱形，顶端有一膨大的根头，具多数瘤状的茎痕，外皮乳黄色至淡灰棕色，有纵横皱纹。茎缠绕，长而多分枝。叶对生、互生或假轮生；具柄，叶柄长0.5～4厘米，被疏柔毛；叶片卵形或广卵形，先端钝或尖，基部截形或浅心形，全缘或微波状，上面绿色，被粗伏毛，下面粉绿色，密被疏柔毛。花单生，具细花梗；花萼绿色，具5裂片；花冠广钟形，淡黄绿色，且有淡紫堇色斑点，先端5裂，直立。蒴果圆锥形，3室，有宿存花萼。种子小，褐色有光泽。

生长习性

生于山地灌木丛中及林缘，分布于东北及河北、河南、山西、陕西、甘肃、内蒙古、青海等地。

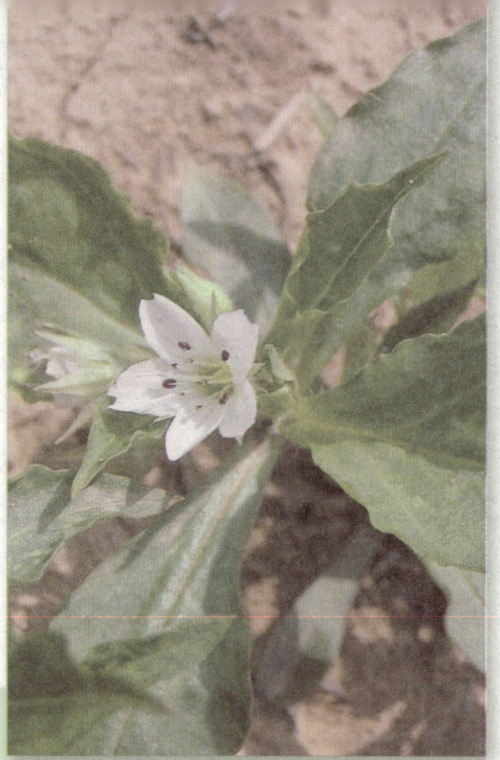

太子参

别名 孩儿参，童参。

来源 为石竹科孩儿参的块根。

性味 平，甘、微苦。

识别特征

多年生草本，高 15 ~ 20 厘米。块根长纺锤形。茎下部近四方形，紫色，上部近圆形，绿色，节略膨大。叶对生，略带内质，下部叶匙形或倒披针形，上部叶卵状披针形至长卵形，茎端的叶常 4 枚相距较大，边缘略呈波状。花腋生或呈聚伞花序；花梗细，被柔毛。开花受精花 1 ~ 3 朵顶生，白色；花梗长 1 ~ 4 厘米，紫色；萼片 5 片，披针形，背面有毛；花瓣 5 片，倒卵形，顶端 2 齿裂。闭花受精花具短梗；萼片疏生多细胞毛。蒴果近球形，熟时 5 瓣裂。种子扁圆形，有疣状突。

生长习性

生于林下富腐殖质的深厚土壤中。分布于华东、华中、华北、东北和西北等地。

药用宜忌

痰阻湿滞者不宜用。

采集与使用

采集加工： 夏季茎叶大部分枯萎时采挖，洗净，除去须根，置沸水中略烫后晒干或直接晒干。

药用功效： 益气健脾、生津润肺，主治脾虚体倦、食欲缺乏、病后虚弱、气阴不足、自汗口渴、肺燥干咳。

用药部位： 干燥块根。

使用方法： 煎汤内服。

药材性状

本品质脆易折断，断面黄白色而亮，直接晒干的断面为白色，有粉性。气微，味微甘。

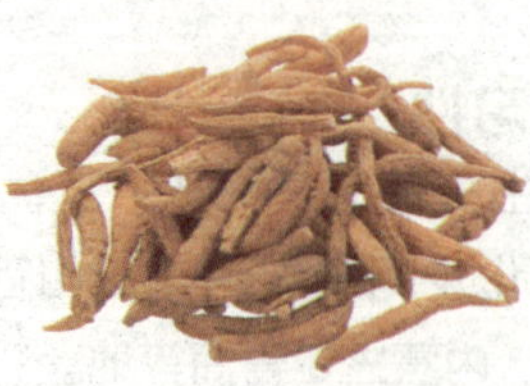

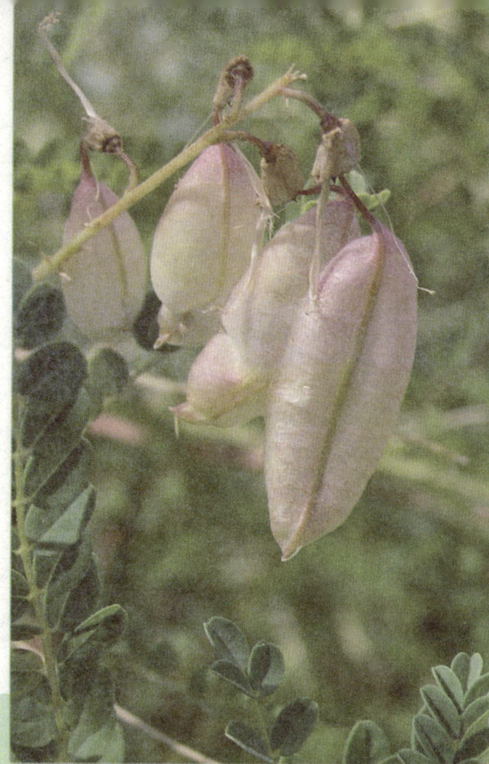

黄芪

别名 大有芪，西芪，黑皮芪，正口芪，白皮芪，绵芪，大白芪，川芪，红芪，红兰芪。

来源 豆科植物蒙古黄芪或膜荚黄芪的干燥根。

性味 温，甘。

采集与使用

采集加工：春、秋季采挖，除去泥土、须根及根头，晒至六七成干，理直扎捆后晒干。

药用功效：补气固表、利尿排毒、排脓、敛疮生肌，主治气血虚弱、自汗、久泻脱肛、子宫脱垂、肾炎浮肿、蛋白尿、糖尿病、慢性溃疡等症。

用药部位：干燥根。

使用方法：煎汤内服。

生长习性

生于向阳草地及山坡。原主产于内蒙古、山西及黑龙江，现广为栽培。

药用宜忌

内有积滞、疮疡者不宜用。

识别特征

多年生草本。茎直立，上部有分枝。奇数羽状复叶互生，小叶 12 ~ 18 对；小叶片广椭圆形或椭圆形，下面被柔毛；托叶披针形。总状花序腋生；花萼钟状，密被短柔毛，具 5 萼齿；花冠黄色，旗瓣长圆状倒卵形，翼瓣及龙骨瓣均有长爪；雄蕊 10 个；子房有长柄。荚果膜质，半卵圆形，无毛。

药材性状

干燥根表面淡棕黄色至淡棕褐色，有不规则纵皱纹及横长皮孔。质坚韧，断面强纤维性。气微，味微甜，有豆腥味。

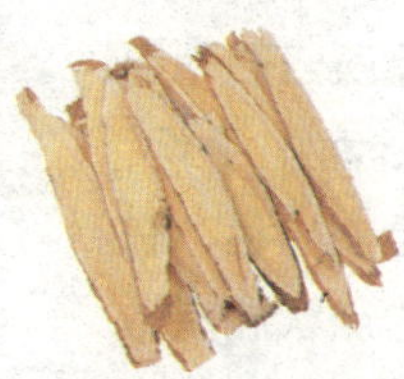

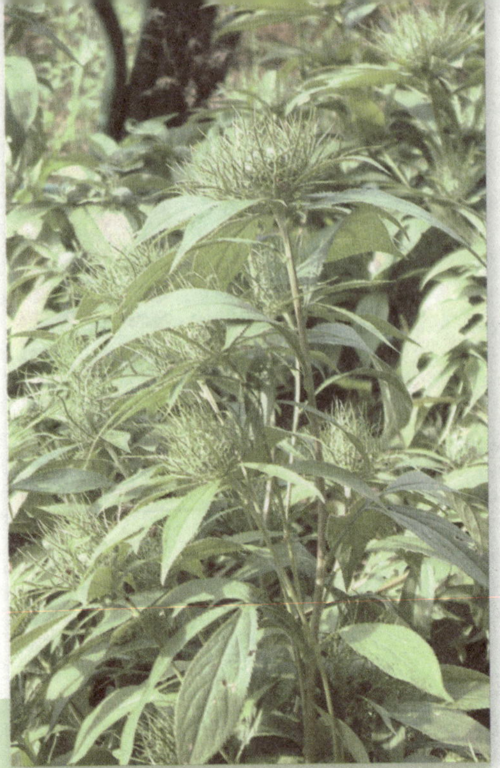

白术

别名 术，山芥，山姜，山连。

来源 为菊科植物白术的干燥根茎。

性味 温，苦、甘。

采集与使用

采集加工： 霜降至立冬期间采挖，除去茎叶和泥土，烘干或晒干，再除去须根即可。

药用功效： 补脾、益胃、燥湿、和中、安胎，主治脾胃气弱、不思饮食、倦怠少气、虚胀、泄泻、痰饮、水肿、黄疸、湿痹、小便不利、头晕、自汗、胎气不安。

用药部位： 干燥根茎。

使用方法： 煎汤内服，熬膏，也可入丸、散。

药材性状

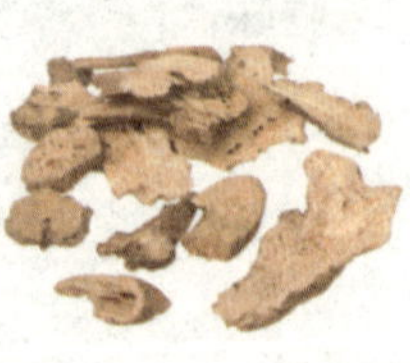

本品质坚硬不易折断，断面不平坦，黄白色至淡棕色，有棕黄色的点状油室散在。气清香，味甘、微辛，嚼之略带黏性。

识别特征

多年生草本，高 30 ~ 80 厘米。根茎粗大，略呈拳状。茎直立，上部分枝，基部木质化，具不明显纵槽。单叶互生。头状花序顶生；总苞钟状，膜质，覆瓦状排列；基部叶状苞 1 轮，羽状深裂，包围总苞；花多数，着生于平坦的花托上；花冠管状，下部细，淡黄色，上部梢膨大，紫色，先端 5 裂，裂片披针形，外展或反卷。瘦果长圆状椭圆形，微扁，长约 8 毫米，径约 2.5 毫米，被黄白色绒毛，顶端有冠毛残留的圆形痕迹。

生长习性

原生于山区丘陵地带，野生种在原产地几已绝迹。现广为栽培。

药用宜忌

阴虚燥渴、气滞胀闷者忌服。

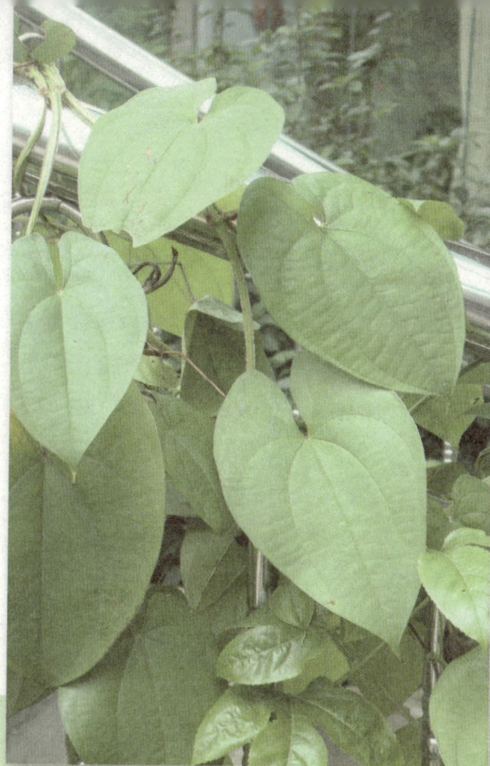

山药

别名 怀山药，淮山药，山菇。

来源 薯蓣科薯蓣的根茎。

性味 平，甘。

采集与使用

采集加工： 11—12 月采挖，刮去外皮，用硫黄熏好后，晒干或风干成为“毛山药”；再经浸软，搓压成圆柱形，磨光，成为“光山药”。

药用功效： 健脾补肺、固肾益精、补不足、清虚热，主治脾虚泄泻、久痢、虚劳咳嗽、糖尿病、遗精、带下、小便频数、食欲缺乏、遗尿。

用药部位： 干燥根茎。

使用方法： 煎汤内服。

生长习性

喜温，耐寒。不耐涝或干旱。适宜的栽培温度为 20~30℃。生于山坡、山谷林下，溪边、路旁灌丛中或杂草中。主产于河南、河北、湖南、湖北、山西，云南亦产。

识别特征

缠绕草质藤本。茎通常带紫红色。单叶在茎下部互生，中部以上对生；叶片卵状三角形至宽卵状或戟状，变异大，基部深心形，边缘常 3 浅裂至 3 深裂。花单性，雌雄异株，成细长穗状花序。蒴果三棱状扁圆形或三棱状圆形，外面有白粉。

药材性状

本品体重，质坚实，不易折断，断面白色，粉性。无臭，味淡、微酸，嚼之发黏。

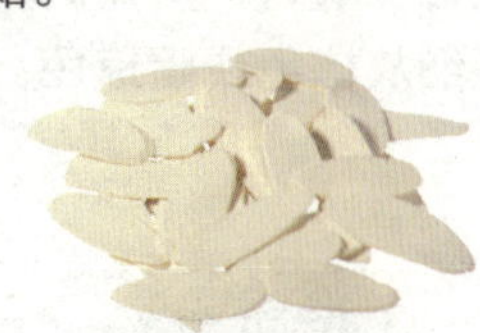

药用宜忌

感冒、温热、实邪及肠胃积滞者忌用。

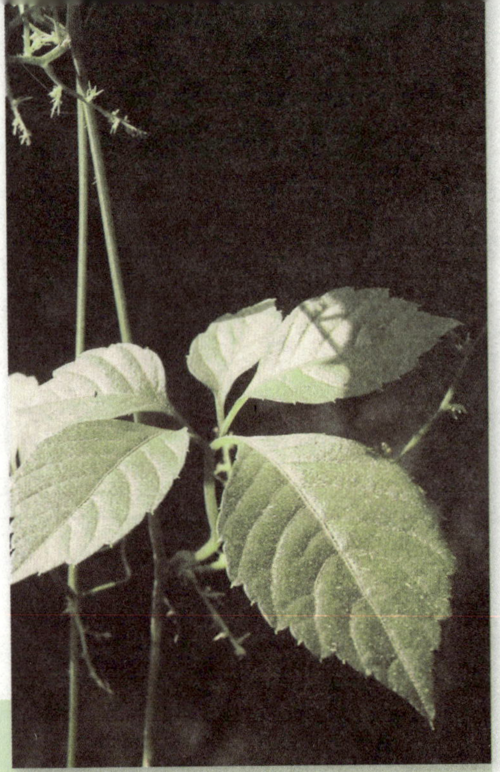

绞股蓝

别名 七叶参，五叶参，七叶胆，甘茶蔓。

来源 葫芦科绞股蓝的干燥根茎或全草。

性味 寒，苦。无毒。

采集与使用

采集加工： 秋季采收，晒干。

药用功效： 清热解毒、止咳祛痰，主治老年性慢性支气管炎、冠心病气虚、慢性胃炎及慢性肠炎等。

用药部位： 干燥根茎或全草。

使用方法： 煎汤内服。

药材性状

本品先端渐尖，基部楔形，两面被粗毛，茎纤细灰棕色或暗棕色。味苦，具草腥气。

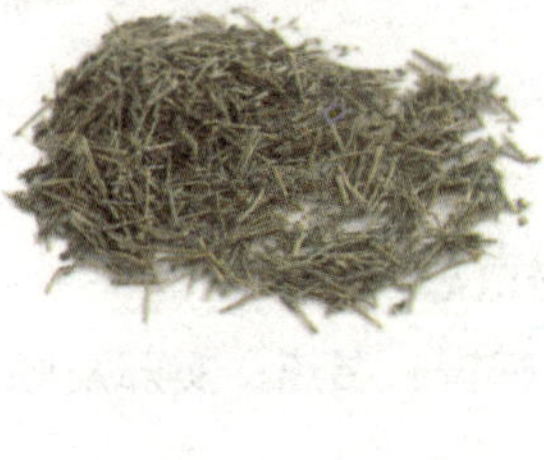

识别特征

多年生攀缘草本。茎细长，节上有毛或无毛，卷须常2裂或不分裂。叶鸟足状，常由5小叶组成，小叶片长椭圆状披针形至卵形，有小叶柄，中间小叶片长3～9厘米，1.5～3厘米，边缘有锯齿，背面或沿两面叶脉有短硬毛或近无毛。圆锥花序；花小，直径约3毫米；花萼裂片三角形，长约0.5毫米；花冠裂片披针形，长约2毫米。果球形，成熟时黑色。

生长习性

生于山间阴湿处。主产于安徽、浙江、江西、福建、广东、贵州。

药用宜忌

少数患者服药后，可能出现恶心、呕吐、腹胀、眼花、耳鸣等症状。

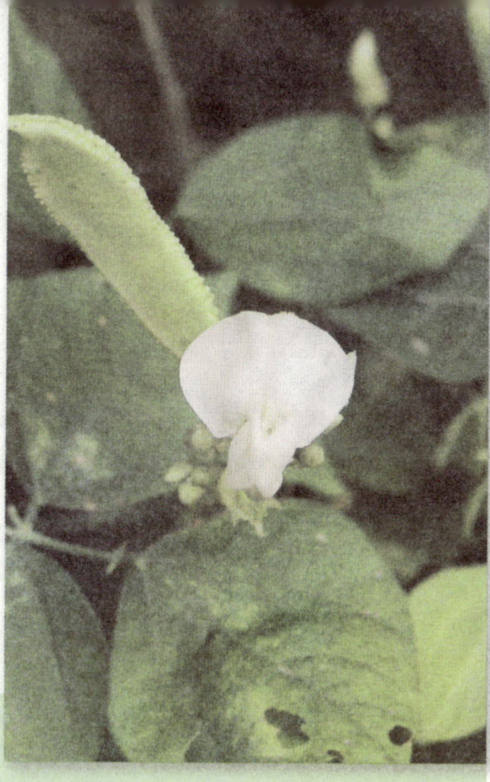

白扁豆

别名 火镰扁豆，峨眉豆，扁豆子，茶豆。

来源 豆科植物扁豆的干燥成熟种子。

性味 微温，甘。

识别特征

一年生缠绕草本。三出复叶，先生小叶菱状广卵形，侧生小叶斜菱状广卵形，长 6 ~ 11 厘米，宽 4.5 ~ 10.5 厘米，顶端短尖或渐尖，两面沿叶脉处有白色短柔毛。总状花序腋生，花 2 ~ 4 朵丛生于花序轴的节上。花冠白色或紫红色；子房有绢毛，基部有腺体，花柱近顶端有白色髯毛。荚果扁，镰刀形或半椭圆形，长 5 ~ 7 厘米，种子 3 ~ 5 颗，白色或紫黑色。

采集与使用

采集加工： 9 —10 月摘取成熟果实，晒干，收集种子；生用或微炒用。

药用功效： 健脾化湿、和中消暑，用于治疗脾胃虚弱、食欲缺乏、大便溏泻、白带过多、暑湿吐泻、胸闷腹胀。

用药部位： 干燥成熟种子。

使用方法： 煎汤内服，也可入丸、散。

药材性状

种子扁椭圆形或扁卵圆形。表面淡黄白色或淡黄色，平滑，略有光泽。质坚硬，种皮薄而脆，黄白色。气微，味淡，嚼之有豆腥气。

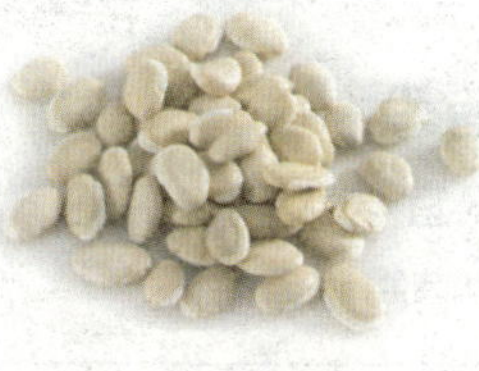

生长习性

喜温暖、湿润、透气性好的土壤。生长适宜温度在 15 ~ 25℃，充足光照可以促进生长。

药用宜忌

患寒热病者、患疟者忌用。

甘草

别名 蜜草，甜草，甜甘草，粉甘草，灵通，国老。

来源 豆科甘草、胀果甘草或光果甘草的干燥根及根茎。

性味 平，甘。

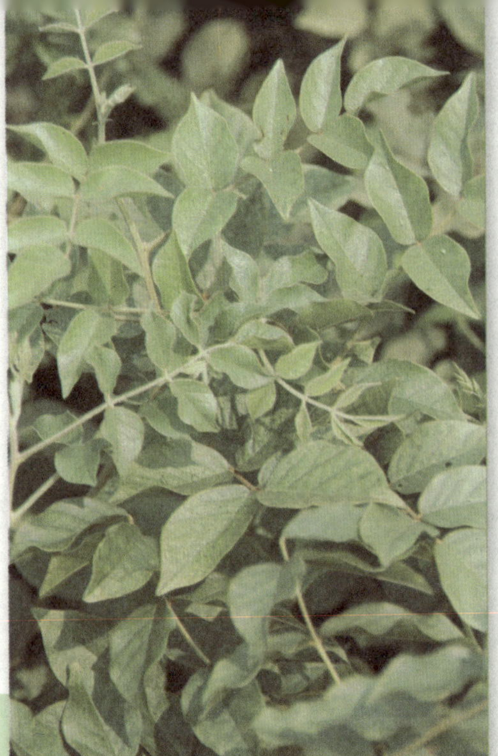

采集与使用

采集加工： 春、秋两季采挖，除去须根，晒干。

药用功效： 补脾益气、清热解毒、祛痰止咳、缓急止痛、调和诸药，主治痈肿疮毒、咳嗽咽痛、脾胃虚弱、气虚少血、伤风、胃痛、肢体疼痛、黄疸病、牙周病等。

用药部位： 干燥根和根茎。

使用方法： 煎汤内服，也可入丸、散；外用时研末擦或煎水洗。

药材性状

本品表面红棕色或灰棕色，具显著的纵皱纹，断面中部有髓。气微，味甜而特殊。

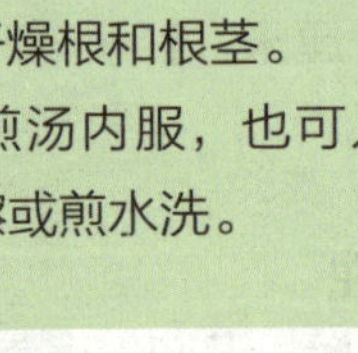

识别特征

多年生草本，高 30 ~ 70 厘米，根茎圆柱状；主根甚长，粗大，外皮红褐色至暗褐色。茎直立，稍带木质，被白色短毛及腺鳞或腺状毛。单数羽状复叶，托叶披针形，早落；小叶 4 ~ 8 对，小叶片卵圆形、卵状椭圆形或偶近于圆，两面被腺鳞及短毛。总状花序腋生，花密集；花萼钟形；萼齿 5，披针形，较萼筒略长，外被短毛及腺鳞；花冠淡紫蓝色，旗瓣大，长方椭圆形。荚果线状长圆形，镰刀状或弯曲呈环状。种子 2 ~ 8，扁圆形或肾形，黑色光滑。

生长习性

生于向阳干燥的钙质草原、河岸砂质土。分布于东北、西北、华北等地。

药用宜忌

不宜与大戟、芫花、甘遂同用。实证中满腹胀者忌服

淫羊藿

别名 仙灵脾，刚前。

来源 小檗科植物淫羊藿的干燥地上部分。

性味 温，辛、甘。

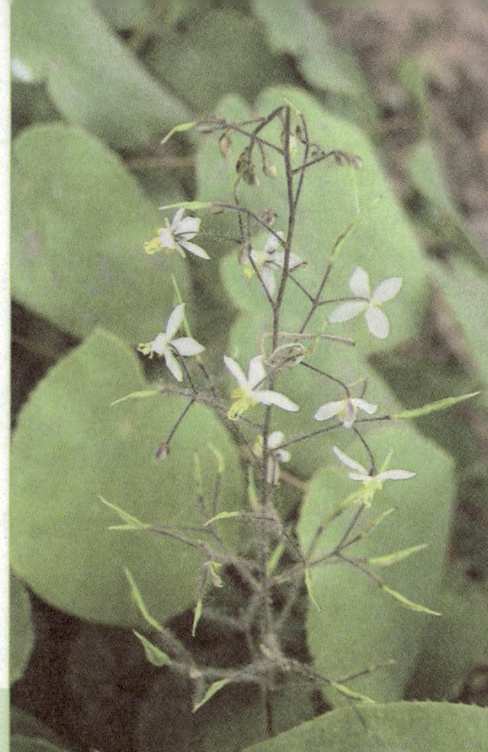

识别特征

多年生草本，高 30 ~ 40 厘米。根茎长，横走，质硬，须根多数。叶为 2 回 3 出复叶；小叶 9 片，有长柄，小叶片薄革质，卵形至长卵圆形，先端尖，边缘有细锯齿，锯齿先端成刺状毛，基部深心形，侧生小叶基部斜形，上面幼时有疏毛，开花后毛渐脱落，下面有长柔毛。花 4 ~ 6 朵成总状花序，花序轴无毛或偶有毛，花梗长约 1 厘米；基部有苞片，卵状披针形，膜质；花黄白色或乳白色；花萼 8 片，卵状披针形；花瓣 4 片，近圆形，具长距；雄蕊 4 个；雌蕊 1 个，花柱长。种子 1 ~ 2 颗，褐色。

生长习性

生长于多荫蔽的树林及灌丛中。分布于黑龙江、吉林、辽宁、山东、江苏、江西、湖南、广西、四川、贵州、陕西、甘肃。

采集与使用

采集加工： 夏、秋季茎叶茂盛时采割，除去粗梗及杂质，晒干或阴干。

药用功效： 补肾阳、强筋骨、祛风湿，主治阳痿遗精、筋骨痿软、风湿痹痛、麻木痉挛、更年期高血压症。

用药部位： 干燥地上部分。

使用方法： 煎服。

药材性状

叶薄如纸而有弹性。有青草气，味苦。

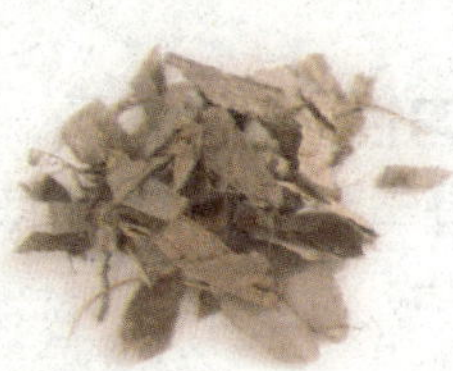

药用宜忌

孕妇慎用。

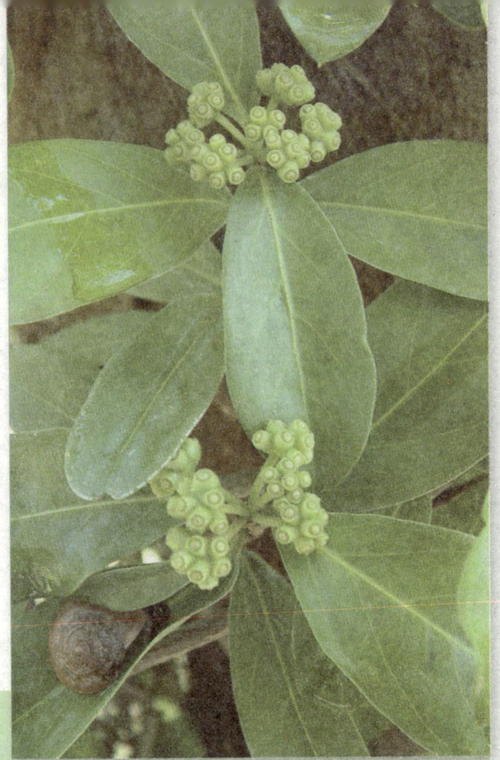

巴戟天

别名 巴戟，鸡肠风，兔子肠，鸡眼藤，三角藤。

来源 为茜草科植物巴戟天的根。

性味 温，辛、甘。

识别特征

缠绕或攀缘藤本。根茎肉质肥厚，圆柱形，鲜时外皮白色，干时暗褐色。有蜿蜒状条纹，断面呈紫红色。茎圆柱状，有纵条棱，小枝幼时有褐色粗毛，老时毛脱落后表面粗糙。叶对生，长椭圆形，先端短渐尖，基部楔形或阔楔形，全缘；叶柄有褐色粗毛；托叶鞘状。花序头状，花 2 ~ 10 朵，生于小枝顶端；花萼倒圆锥状，先端有不规则的齿裂或近平截；花冠肉质白色，花冠管的喉部收缩，内面密生短毛，通常 4 深裂。浆果近球形，成熟后红色，顶端有宿存的筒状萼管。

采集与使用

采集加工： 冬、春季采挖，洗净泥土，除去须根，晒至六七成干，轻轻捶扁，晒干；或先蒸过，晒至半干后，捶扁，晒干。

药用功效： 补肾阳、壮筋骨、祛风湿，治阳痿、少腹冷痛、小便不禁、子宫虚冷、风寒湿痹、腰膝酸痛。

用药部位： 干燥根。

使用方法： 熬汤，浸酒，熬膏，也可入丸、散内服。

生长习性

野生于山谷、溪边或山林下，亦有栽培。分布于广东、广西、福建等地。

药材性状

本品折断面不平，横切面多裂纹；皮部呈鲜明的淡紫色，木部黄棕色。气无，味甜而略涩。

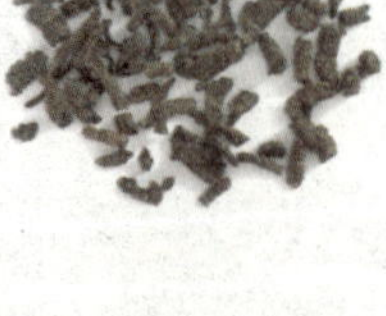

药用宜忌

阴虚火旺者忌服。

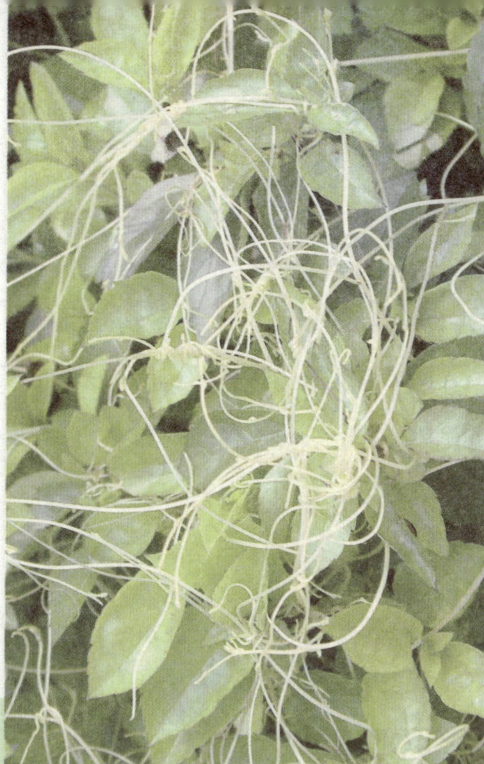

菟丝子

别名 吐丝子，菟丝实，黄藤子，龙须子，豆须子，黄网子。

来源 旋花科菟丝子属植物菟丝子的成熟种子。

性味 温，甘。

识别特征

一年生寄生草本。茎细柔呈线状，左旋缠绕，多分枝，黄色，随处生吸器，侵入寄主组织内。无绿色叶，而有三角状卵形的鳞片叶。花白色，簇生；小花梗缺如或极短；苞片鳞状，卵圆形；花萼杯；花冠短钟形，5浅裂，裂片三角形。蒴果扁球形，长约3毫米，褐色，有宿存花柱；种子2～4粒，卵圆形或扁球形，长3～5毫米，黄褐色。

生长习性

寄生于草本植物，生长于田边、荒地及灌木丛间。全国大部分地区有分布。

采集与使用

采集加工： 秋季果实成熟时采收植株，晒干，打下种子，除去杂质。

药用功效： 滋补肝肾、固精缩尿、安胎、明目、止泻，主治阳痿遗精、尿有余沥、遗尿尿频、腰膝酸软、目昏耳鸣、肾虚胎漏、胎动不安、脾肾虚泻，外治白癜风。

用药部位： 干燥成熟种子。

使用方法： 煎汤内服，也可入丸、散；外用时炒研调敷。

药材性状

种子表面灰棕色或黄棕色，具细密突起的小点。质坚实，不易碎。气微，味淡。

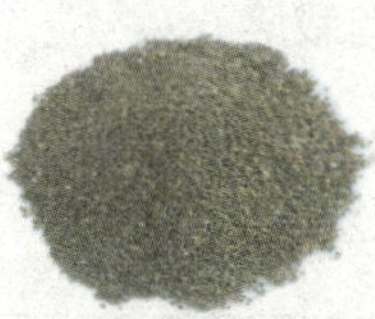

药用宜忌

强阳不痿者忌之，大便燥结者亦忌之。孕妇及血崩、阳强、便结、肾脏有火、阴虚火旺者禁用。

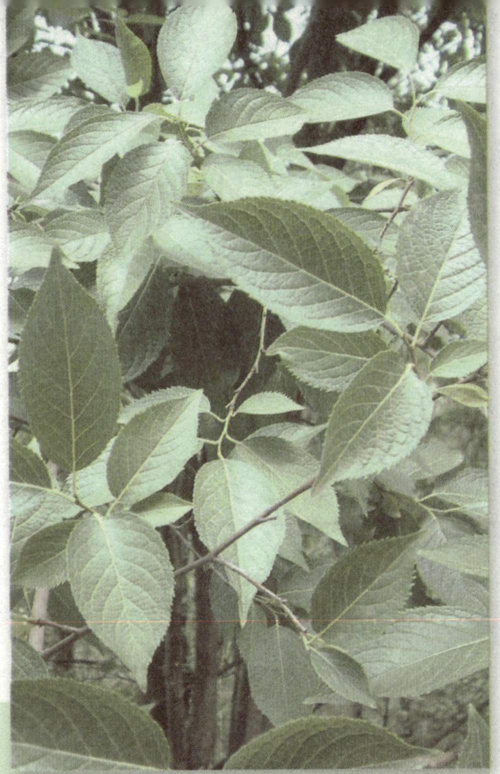

杜仲

别名 思仙，木棉，思仲，石思仙等。

来源 为杜仲科植物杜仲的干燥树皮。

性味 温，甘、微辛。

采集与使用

采集加工： 为了保护资源，一般采用局部剥皮法。在清明至夏至间，选取生长15—20年的植株，按药材规格大小，剥下树皮，刨去粗皮，晒干。置通风干燥处。

药用功效： 补肝肾、强筋骨、安胎，治腰脊酸痛、足膝痿弱、小便余沥、阴下湿痒、胎漏欲坠、胎动不安、高血压。

用药部位： 干燥树皮。

使用方法： 煎汤内服，浸酒，也可入丸、散。

药材性状

本品质脆，易折断，断面有细密、银白色、富弹性的橡胶丝相连。气微，味稍苦。

识别特征

杜仲为落叶乔木，高达20米。小枝光滑，黄褐色或较淡，具片状髓。皮、枝及叶均含胶质。单叶互生，椭圆形或卵形，先端渐尖，基部广楔形，边缘有锯齿，幼叶上面疏被柔毛，下面毛较密，老叶上面光滑，下面叶脉处疏被毛。花单性，雌雄异株，与叶同时开放，或先叶开放，生于一年生枝基部苞片的腋内，有花柄；无花被；雄花有雄蕊6 ~ 10枚；雌花有一裸露而延长的子房，子房1室，顶端有2叉状花柱。翅果卵状长椭圆形而扁，先端下凹，内有种子1粒。

生长习性

生于山地林中或栽培。分布于长江中游及南部各省，河南、陕西、甘肃等地亦有栽培。

药用宜忌

阴虚火旺者慎服。

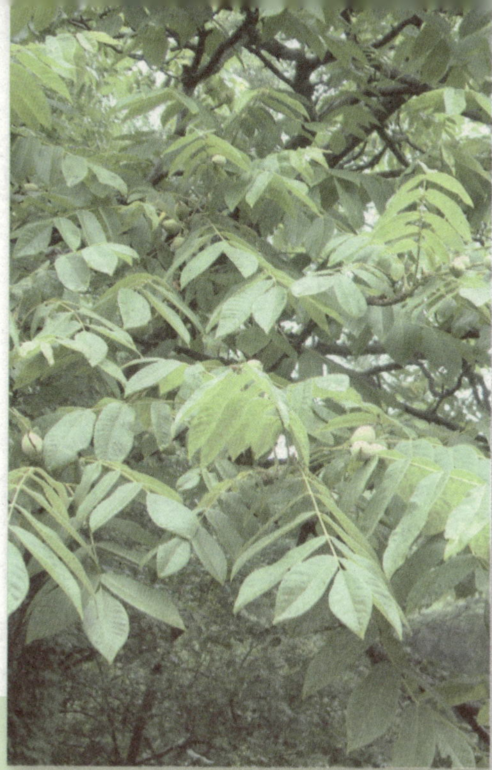

核桃仁

别名 胡桃仁。

来源 为胡桃科植物核桃的成熟种子。

性味 温，甘。

采集与使用

采集加工： 9—10 月采收果实，除去肉质果皮，敲破果壳取出种子。

药用功效： 温补肺肾、定喘润肠、补气益血、调燥化痰，用于治疗肾虚腰痛、脚软、虚寒喘咳、大便燥结。

用药部位： 种仁。

使用方法： 煎汤内服，单味嚼服，也可入丸、散。

药材性状

种仁乳白色或黄白色，富油质。仁味微香甜，种皮微涩。

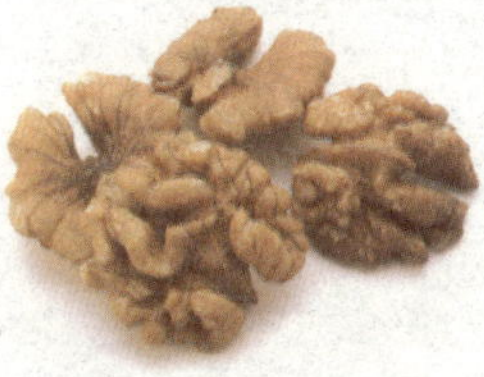

识别特征

多年生草本，高 50 ~ 100 厘米。茎直立，具棱和浅槽，密被白色柔毛，棱上有较粗糙的刺毛。叶对生；基生叶有长柄，多为羽状深裂或 3 裂，偶有完整不裂者；茎生叶多为 3 ~ 5 羽状分裂，中央裂片最大，椭圆形至椭圆状广卵形；茎梢的叶较小，3 裂，中央裂片披针形，两侧裂片较小，线形。头状花序球形或广椭圆形；总苞片数枚，线形，每花外有一倒卵形苞片；副萼密生柔毛；花萼浅盘状，具 4 齿，密被细柔毛；花冠红紫色，裂片卵圆形；雄蕊 4，雌蕊 1。瘦果楔状长圆形，淡褐色，花萼宿存。

生长习性

生于较湿润的肥沃土壤中，多栽培于平地或丘陵地带。

药用宜忌

孕妇慎用。

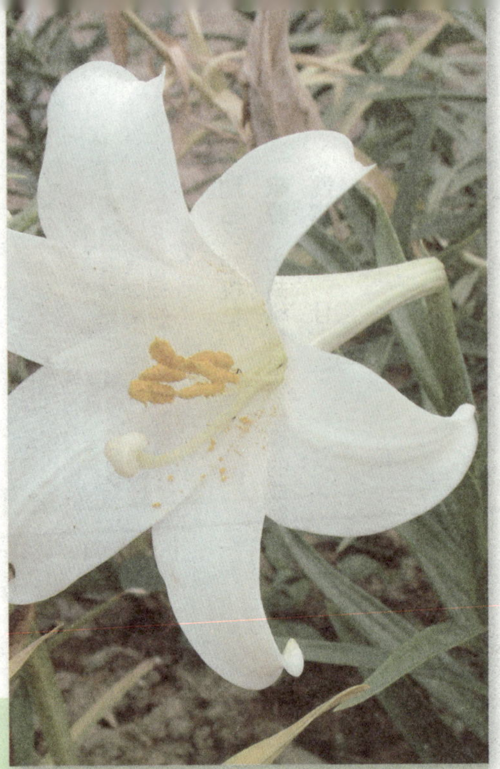

百合

别名 重迈，中庭，重箱，百合蒜。

来源 为百合科植物卷丹、百合或细叶百合的干燥肉质鳞叶。

性味 平，甘、微苦。

采集与使用

采集加工：秋、冬采挖，除去地上部分，洗净泥土，剥取鳞片，用沸水捞过或微蒸后，焙干或晒干。

药用功效：润肺止咳、清心安神，治阴虚久嗽、咳嗽痰血、热病后余热来清、虚烦惊悸、神志恍惚、脚气浮肿。

用药部位：干燥肉质鳞叶。

使用方法：煎汤内服，也可蒸食或煮粥食；外用时捣烂敷。

生长习性

生长于土壤深肥的林边或草丛中。多数喜凉爽湿润环境，但少数种类能耐干旱环境。分布几遍全国，大部分地区有栽培。

药用宜忌

风寒痰嗽、中寒便滑者忌服。

识别特征

多年生草本，高 60 ~ 100 厘米。鳞茎球状，白色，肉质，下面着生多数须根。茎直立，圆柱形，常有褐紫色斑点。叶 4 ~ 5 列互生；无柄；叶片线状披针形至长椭圆状披针形。花大，单生于茎顶，少有 1 朵以上者。蒴果长卵圆形，室间开裂，绿色；种子多数。

药材性状

种子扁椭圆形或扁卵圆形。表面淡黄白色或淡黄色，平滑，略有光泽。质坚硬，种皮薄而脆，黄白色。气微，味淡，嚼之有豆腥气。

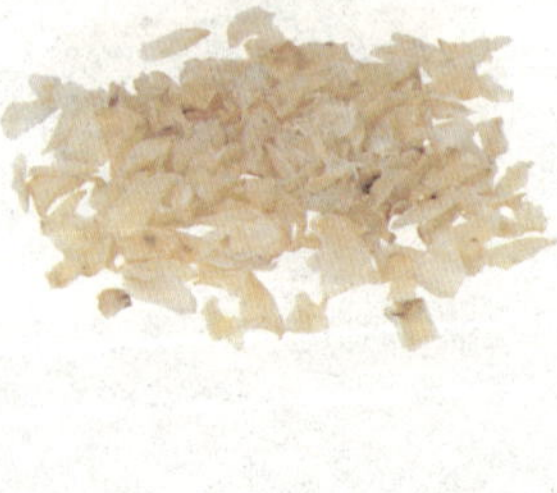

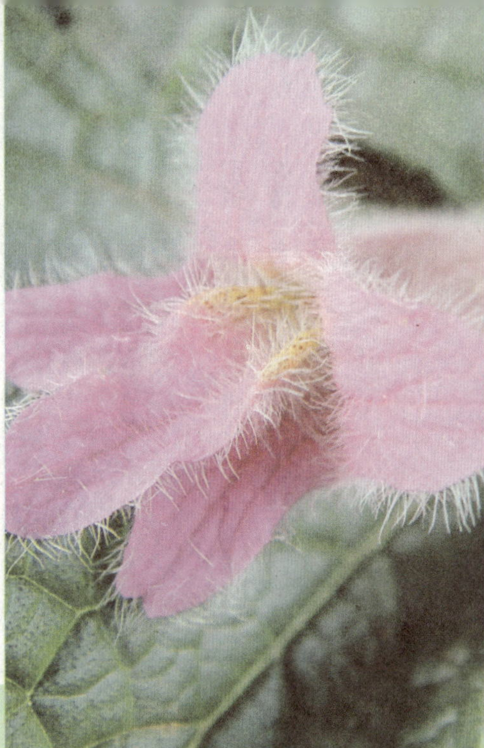

熟地

别名 熟地黄。

来源 为玄参科地黄的根茎，经加工蒸晒而成。

性味 微温，甘。

采集与使用

采集加工： 取干地黄加黄酒30%，拌和，入蒸器中，蒸至内外黑润，取出晒干即成。或取干地黄置蒸器中蒸8小时后，焖1夜，次日翻过再蒸4—8小时，再焖1夜，取出，晒至八成干，切片后，再晒干。

药用功效： 滋阴、补血，治阴虚血少、腰膝痿弱、劳嗽骨蒸、遗精、崩漏、月经不调、消渴、溲数、耳聋、目昏。

用药部位： 干燥块根。

使用方法： 煎汤内服，熬膏，浸酒，也可入丸、散。

识别特征

多年生草本，全株有白色长柔毛和腺毛。叶基生成丛，倒卵状披针形，基部渐狭成柄，边缘有不整齐钝齿，叶面皱缩，下面略带紫色。花茎由叶丛抽出，花序总状；萼5片浅裂；花冠钟形，略2唇状，紫红色，内面常有黄色带紫的条纹。蒴果球形或卵圆形，具宿萼和花柱。

生长习性

生于山坡、田埂、路旁。主产于河南、辽宁、河北、山东、浙江，多为栽培。

药材性状

本品质柔软，断面滋润，中心部往往可看到光亮的油脂状块，黏性甚大。味甜。

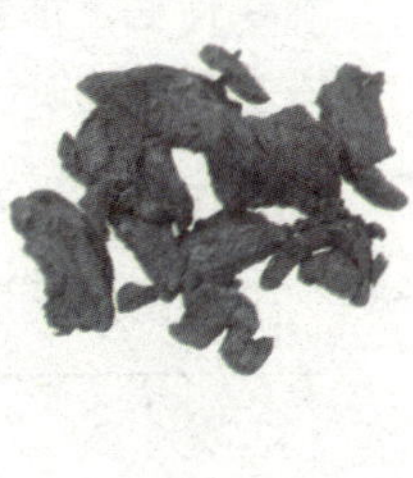

药用宜忌

脾胃虚弱、气滞痰多、腹满便溏者忌服。

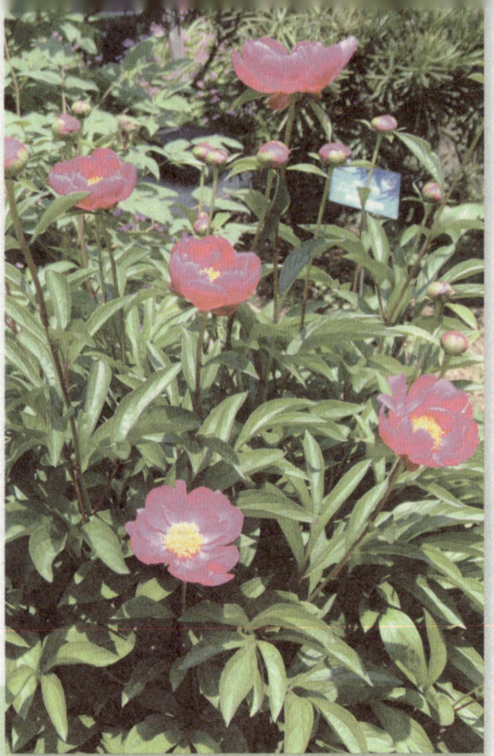

白芍

别名 金芍药，白芍药。

来源 毛茛科多年生草本植物芍药的根。

性味 凉，苦、酸。

识别特征

多年生草本，高 50 ~ 80 厘米。根肥大，通常圆柱形或略呈纺锤形。茎直立，光滑无毛。叶互生；具长柄；2 回 3 出复叶，小叶片椭圆形至披针形，先端渐尖或锐尖，基部楔形，全缘，叶缘具极细乳突，上面深绿色，下面淡绿色，叶脉在下面隆起，叶基部常带红色。花甚大，单生于花茎的分枝顶端，每花茎有 2 ~ 5 朵花；萼片 3 片，叶状；花瓣 10 片左右或更多，倒卵形，白色、粉红色或红色；雄蕊多数，花药黄色；心皮 3 ~ 5 枚，分离。蓇葖 3 ~ 5 枚，卵形，先端钩状向外弯。

采集与使用

采集加工： 夏、秋季采挖已栽植 3—4 年的芍药根，除去根茎及须根，洗净，刮去粗皮，入沸水中略煮，使芍根发软，捞出晒干。

药用功效： 养血柔肝、缓中止痛、敛阴收汗，治胸腹胁肋疼痛、泻痢腹痛、自汗盗汗、阴虚发热、月经不调、崩漏、带下。

用药部位： 干燥根。

使用方法： 煎汤内服，也可入丸、散。

生长习性

具有喜光、喜温、喜肥和一定的耐寒特性。适宜土层深厚，质地疏松，排水良好的壤土或砂壤土。

药材性状

本品质坚实而重，不易折断。断面灰白色或微带棕色，木部放射线呈菊花心状。味微苦而酸。

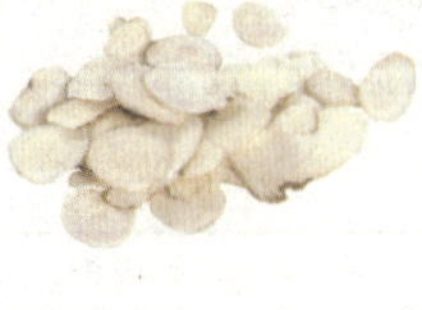

药用宜忌

虚寒腹痛泄泻者慎服。

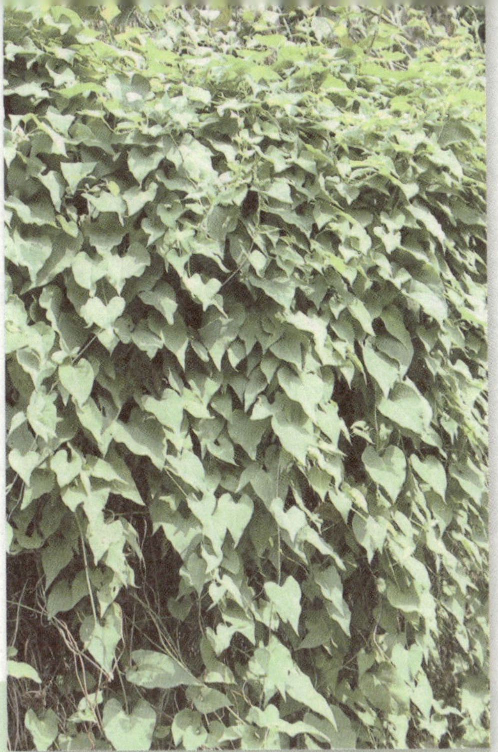

何首乌

别名 野苗，交茎，交藤，夜合，桃柳藤等。

来源 为蓼科植物何首乌的干燥块茎。

性味 微温，苦、甘、涩。

识别特征

多年生缠绕草本。根细长，末端成肥大的块根，外表红褐色至暗褐色。茎基部略呈木质，中空。叶互生，具长柄，叶片狭卵形或心形。托叶膜质，鞘状，褐色，抱茎。花小，多数，密聚成圆锥花序，小花梗具节，基部具膜质苞片；花被绿白色，花瓣状，5裂，裂片倒卵形，大小不等，外面3片的背部有翅；雄蕊8个，比花被短；雌蕊1个。瘦果椭圆形，有3棱，长2～3.5毫米，黑色光亮，外包宿存花被，花被成明显的3翅，成熟时褐色。

采集与使用

采集加工： 根：栽后3—4年春、秋采挖，洗净，切去两端，大者对半剖开，或切厚片，晒干、烘干或煮后晒干。茎：带叶的藤茎，于夏、秋采取，于秋季叶落后割取，除去细枝、残叶，切成长约70厘米的段，捆成把，晒干。

药用功效： 补肝、益肾、养血、祛风，治肝肾阴亏、发须早白、血虚头晕、腰膝软弱、筋骨酸痛、遗精、崩带、久疟、久痢、慢性肝炎、痈肿、肠风、痔疾。

用药部位： 干燥块茎。

使用方法： 煎汤内服，熬膏，浸酒，也可入丸、散；外用时煎水洗，研末撒或调涂。

药材性状

本品体重，质坚实，不易折断，断面浅黄棕色或浅红棕色，显粉性。

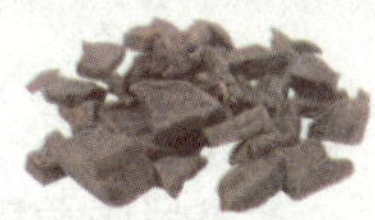

生长习性

生长于草坡、路边、山坡及灌木丛中。分布于河南、山东、安徽、江苏等地。

药用宜忌

孕妇慎用。

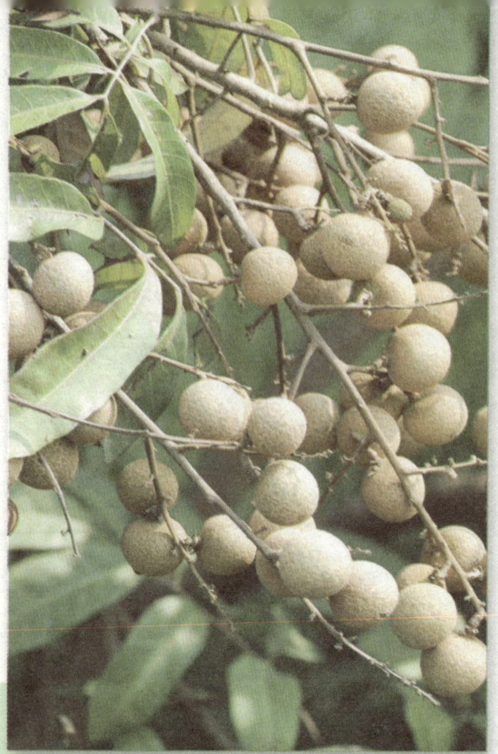

龙眼肉

别名 益智，蜜脾，龙眼干。

来源 无患子科植物龙眼的假种皮。

性味 温，甘。

识别特征

常绿乔木，高达10米以上。幼枝被锈色柔毛。双数羽状复叶，互生；小叶2～5对，通常互生，革质，椭圆形至卵状披针形。先端短尖或钝，基部偏斜，全缘或波浪形，暗绿色，嫩时褐色，下面通常粉绿色。花两性，或单性花与两性花共存；为顶生或腋生的圆锥花序；花小，黄白色，直径4～5毫米，被锈色星状小柔毛；花萼5深裂，裂片卵形；花瓣5，匙形，内面有毛；雄蕊通常8个；子房2～3室，柱头2裂。核果球形，外皮黄褐色，粗糙，假种皮白色肉质，内有黑褐色种子1颗。

采集与使用

采集加工： 7—10月果实成熟时采摘，烘干或晒干，剥去果皮，取其假种皮。或将果实入开水中煮10分钟，捞出摊放，使水分散失，再烤1昼夜，然后剥取假种皮，晒干。

药用功效： 补益心脾、养血安神，用于治疗气血不足、心悸怔忡、健忘失眠、血虚萎黄。

用药部位： 假种皮。

使用方法： 煎汤内服，熬膏，浸酒，也可入丸剂。

生长习性

分布于福建、广东、广西、云南、贵州、四川等地。

药材性状

本品质柔韧而微有黏性，常黏结呈块状。气香，味浓甜而特殊。

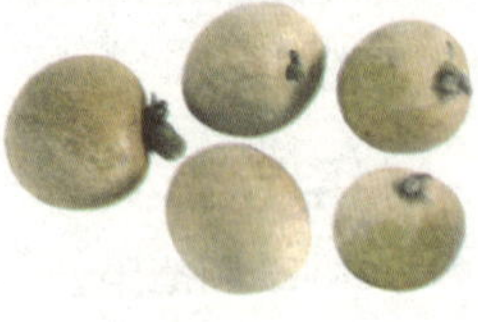

药用宜忌

内有痰火及湿滞停饮者忌服。

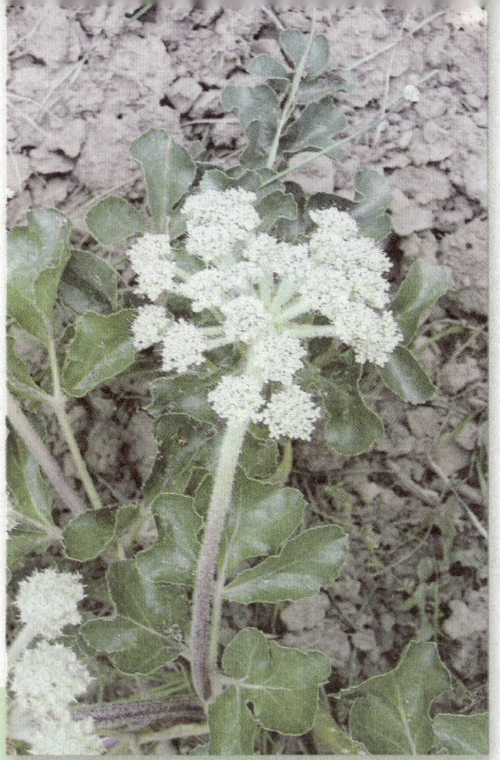

北沙参

别名 莱阳参，海沙参，银沙参，辽沙参。

来源 伞形科植物珊瑚菜的干燥根。

性味 凉，甘、苦、淡。

识别特征

多年生草本，高 5 ~ 35 厘米。主根细长圆柱形。茎大部埋在沙中，一部分露出地面。叶基出，互生；叶柄长，基部鞘状；叶片卵圆形，先端圆或渐尖，基部截形，边缘刺刻，质厚。复伞形花序顶生，具粗毛；伞梗 10 ~ 20 条，长 1 ~ 2 厘米；无总苞，小总苞由数个线状披针形的小苞片组成；花白色，每 1 小伞形花序有花 15 ~ 20 朵；花萼 5 齿裂，狭三角状披针形，疏生粗毛；花瓣 5 片，卵状披针形；雄蕊 5 个，与花瓣互生。果实近圆球形，具绒毛，果棱有翅。

采集与使用

采集加工： 7—8 月或 9 月下旬采挖，除去地上茎及须根，洗净泥土，放开水中烫后剥去外皮，晒干或烘干。

药用功效： 养阴清肺、祛痰止咳，治肺热燥咳、虚痨久咳、阴伤咽干、口渴。

用药部位： 干燥根。

使用方法： 煎汤内服，熬膏，也可入丸剂。

生长习性

北沙参喜温暖湿润气候，抗旱耐寒，喜砂质土壤，忌水浸。分布于辽宁、河北、山东、江苏、浙江等地。

药材性状

全体有细纵皱纹及纵沟，并有棕黄色点状细根痕。断面皮部浅黄白色，木部黄色。气特异，味微甘。

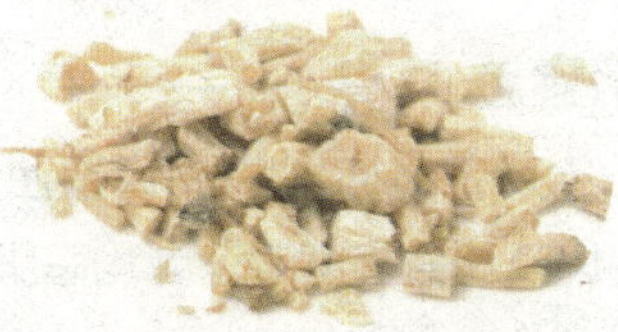

药用宜忌

风寒咳嗽及肺胃虚寒者忌服。

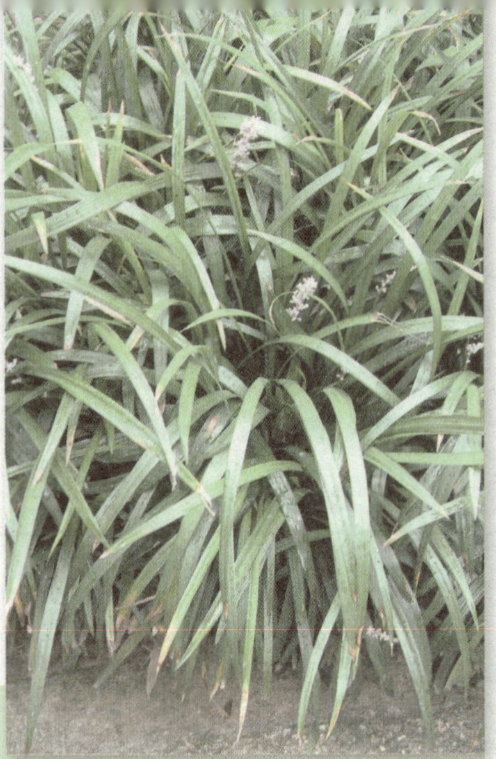

麦门冬

别名 麦冬，沿阶草。

来源 百合科沿阶草的干燥块根。

性味 微寒，甘、微苦。

识别特征

多年生草本，高 15 ~ 40 厘米。地下具细长匍匐枝，节上被膜质苞片；须根常有部分膨大成肉质的块根。叶丛生，窄线形，先端钝或锐尖，基部狭窄，叶柄鞘状，两侧有薄膜。花茎长 6.5 ~ 14 厘米；总状花序顶生；苞片膜质，每苞腋生 1 ~ 3 花；花淡紫色，偶为白色，形小，略下垂；花被 6 片，开展，卵圆形；雄蕊 6，花丝不明显，较短于花药，花药先端尖；子房半下位，3 室。浆果球状，成熟时深绿色或黑蓝色，直径 5 ~ 7 毫米。

生长习性

生长于溪沟岸边或山坡树林下。全国大部分地区有分布，或为栽培。

采集与使用

采集加工： 夏季采挖，洗净，反复暴晒、堆置，至七八成干，除去须根，干燥。

药用功效： 具有养阴润肺、清心除烦、益胃生津的功效，用于治肺燥干咳、吐血、咯血、肺痿、肺痈、虚劳烦热、消渴、热病津伤、咽干口燥、便秘等病症。

用药部位： 块根。

使用方法： 煎汤内服，也可入丸，散。

药材性状

本品质柔韧，断面黄白色，半透明，中柱细小。气微香，味甘、微苦。

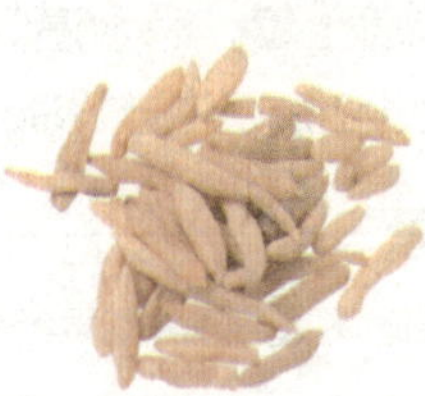

药用宜忌

患感冒风寒或有痰饮湿浊的咳嗽者，以及脾胃虚寒泄泻者均忌服。

天门冬

别名 大当门根，天冬。

来源 为百合科植物天门冬的干燥块茎。

性味 寒，甘、苦。

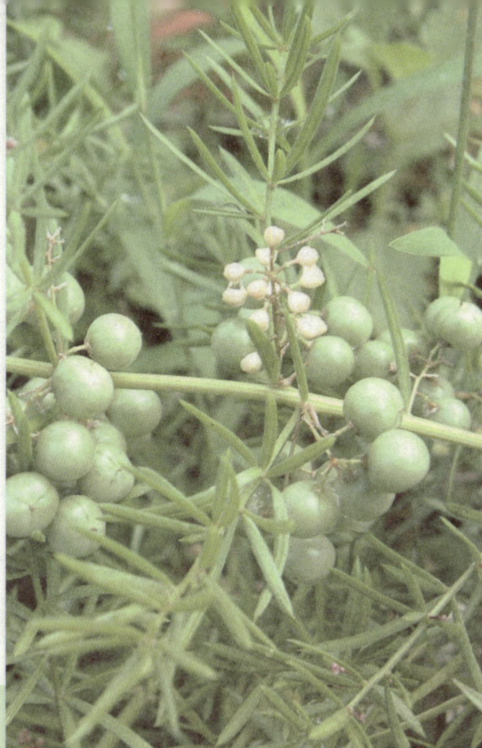

识别特征

攀缘状多年生草本。块根肉质，簇生，长椭圆形或纺锤形，长 4 ~ 10 厘米，灰黄色。茎细，长可达 2 米，有纵槽纹。叶状枝 2 ~ 3 枚束生叶腋，线形，扁平，长 1 ~ 2.5 厘米，宽 1 毫米左右，稍弯曲，先端锐尖。叶退化为鳞片，主茎上的鳞状叶常变为下弯的短刺。花 1 ~ 3 朵簇生叶腋，黄白色或白色，下垂；花被 6 个，排成 2 轮，长卵形或卵状椭圆形，长约 2 毫米；雄蕊 6 个，花药呈“丁”字形；雌蕊 1 个，子房 3 室，柱头 3 枝。浆果球形，径约 6 毫米，熟时红色。

生长习性

喜温暖，不耐寒，较耐阴，忌烈日直晒。对土壤要求不严。

药用宜忌

虚寒泄泻及外感风寒致嗽者皆忌服。

采集与使用

采集加工：秋、冬采挖，但以冬季采者质量较好。挖出后洗净泥土，除去须根，按大小分开，入沸水中煮或蒸至外皮易剥落时为度。捞出浸入清水中，趁热除去外皮，洗净，微火烘干或用硫黄熏后再烘干。

药用功效：滋阴、润燥、清肺、降火，主治阴虚发热、咳嗽吐血、肺痿、肺痈、咽喉肿痛、消渴、便秘。

用药部位：干燥块茎。

使用方法：煎汤内服，熬膏，也可入丸、散。

药材性状

本品质硬或柔润，有黏性，断面角质样，中柱黄白色。气微，味甜、微苦。

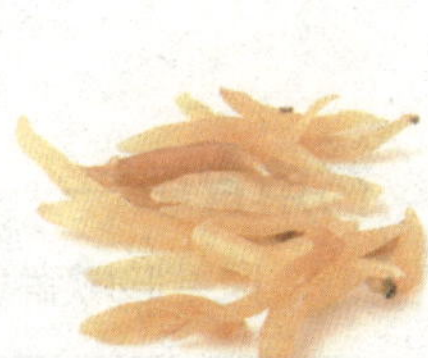

银耳

别名 白耳子，雪耳。

来源 真菌类银耳科银耳属植物银耳以子实体入药。

性味 平，甘、淡。

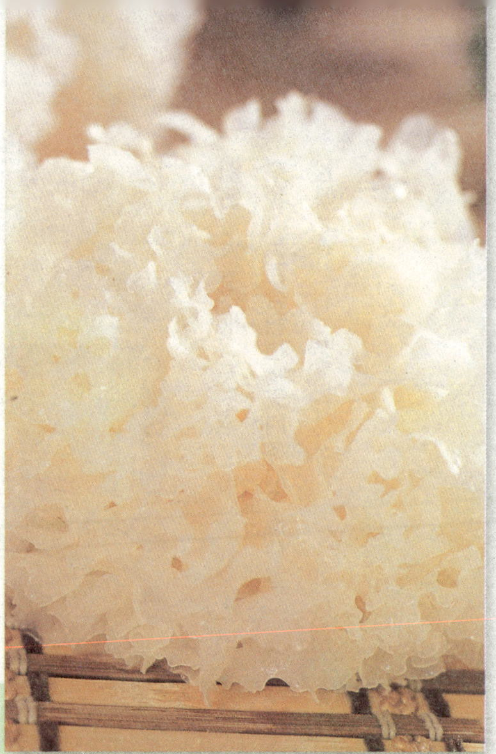

采集与使用

采集加工：4—9月采收，以5月与8月为盛产期。采时宜在早晚或阴雨天，用竹刀将银耳刮入竹笼中，淘净，拣去杂质，晒干或烘干。宜冷藏或贮藏于阴凉干燥处。

药用功效：滋阴、润肺、养胃、生津，治虚劳咳嗽、痰中带血、虚热口渴。

用药部位：干燥子实体。

使用方法：煎汤内服。

药材性状

干燥的银耳呈不规则的块片状，由众多细小屈曲的条片组成，外表黄白色或黄褐色，微有光泽。质硬而脆，有特殊气味。

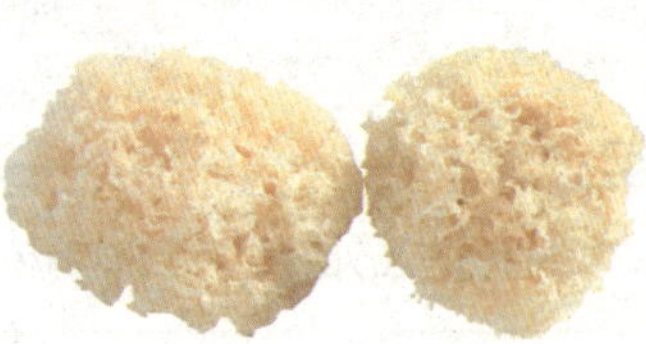

识别特征

子实体白色，间或带黄色，半透明，呈鸡冠状，有平滑柔软的胶质皱襞，呈扁薄而卷薄如叶状的瓣片，灿然若花。用手指触碰，即放出白色或黄色的黏液。担子亚球形，亦呈白色，透明；担子孢子亚球形。

生长习性

寄生于腐朽的树木上。分布于四川、贵州、云南、江苏、浙江、广西、福建、湖北、陕西等地。

药用宜忌

风寒咳嗽者忌用。

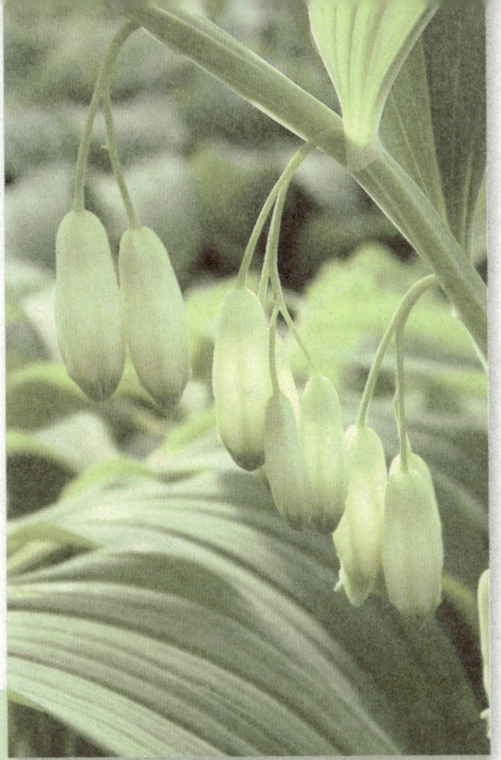

玉竹

别名 葳蕤，节地，玉术，竹节黄，竹七根，山包米，尾参，西竹，连竹。

来源 为百合科植物玉竹的根茎。

性味 平，甘、微苦。

识别特征

多年生草本，高40～65厘米。地下根茎横走，黄白色，密生多数细小的须根。茎单一，光滑无毛，具棱。叶互生于茎的中部以上，无柄；叶片略带革质，椭圆形或狭椭圆形，基部楔形，全缘，上面绿色，下面淡粉白色，叶脉隆起。花腋生，花梗长1～1.4厘米，着生花1～2朵；花被筒状，白色，先端6裂，裂片卵圆形呈广卵形；雄蕊6，着生于花被筒的中央，花丝扁平，花药狭长圆形，黄色；子房上位，具细长花柱，柱头头状。浆果球形，直径4～7毫米，成熟后紫黑色。

生长习性

生于山野林下或石隙间，喜阴湿处。全国大部分地区有分布。

药用宜忌

胃有痰湿气滞者忌服。

采集与使用

采集加工： 春、秋季都可采挖，除去茎叶、须根和泥土，晾晒至柔润光亮、无硬心，再晒至足干；或将鲜玉竹蒸透后，边晒边揉，至柔软而透明时再晒干。

药用功效： 养阴、润燥、除烦、止渴，治热病阴伤、咳嗽烦渴、虚劳发热、消谷易饥、小便频数。

用药部位： 干燥根茎。

使用方法： 煎汤内服，熬膏，也可入丸、散。

药材性状

本品质硬而脆或稍软，易折断，断面角质样或显颗粒性。气微，味甘，嚼之发黏。

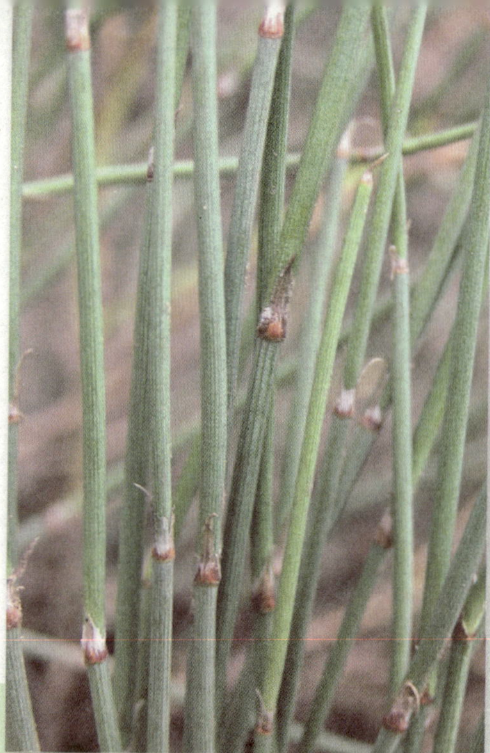

麻黄根

别名 苦椿菜。

来源 麻黄科多年生草本植物草麻黄或中麻黄的根及根茎。

性味 平，甘。无毒。

识别特征

（1）草麻黄为小灌木，常呈草本状，分枝少；小枝圆，对生或轮生；种子通常2粒。（2）贼麻黄为直立灌木，茎分枝较多，黄绿色，节间短而纤细。叶膜质鞘状呈三角形，不反曲。（3）中麻黄为直立灌木；茎分枝多。叶膜质鞘状，钝三角形或三角形。种子通常3粒（稀2）。

生长习性

具有喜光、耐干旱、耐盐碱、抗严寒的特性。适应性较强，对土壤要求不严，干燥的沙漠、高山、低山、丘陵、平原等地均能生长。

采集与使用

采集加工： 立秋后采挖，去净须根及茎苗，晒干。

药用功效： 收敛止汗，治体虚自汗、盗汗。

用药部位： 干燥根及根茎。

使用方法： 煎汤内服，或入丸、散；外用研细作扑粉。

药材性状

干燥根弯曲不整，表面红棕色，有明显的纵沟，根茎有突起的节。质坚硬；横断面木质部有很多空隙，从中心向外放射，色淡黄。

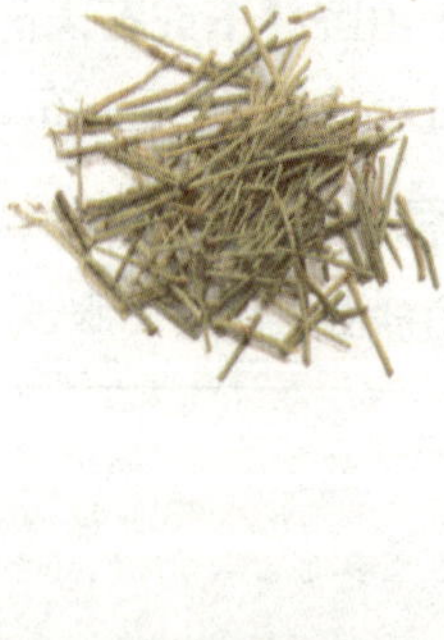

药用宜忌

有表邪者忌服。

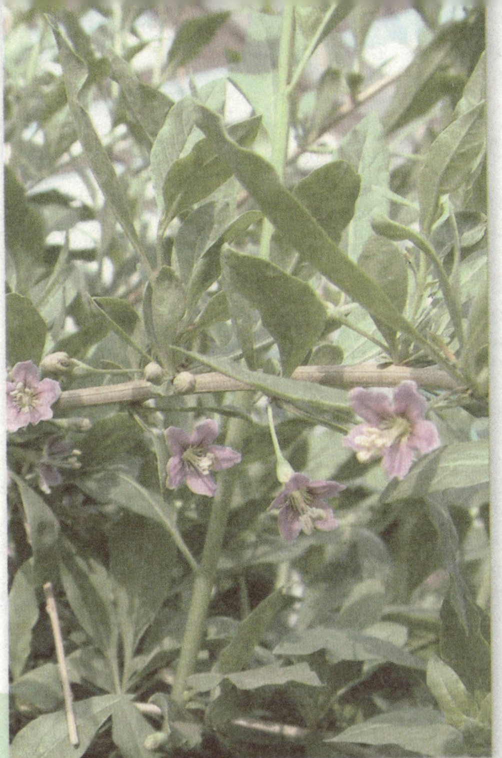

枸杞

别名 枸忌，枸杞果，狗牙子等。

来源 为茄科植物宁夏枸杞的干燥果实。

性味 平，甘。

识别特征

枸杞为蔓生灌木，高达1米余。枝条细长，幼枝有棱角，外皮灰色，无毛，通常具短棘，生于叶腋，长约5厘米。叶互生或数片丛生；叶片卵状菱形至卵状披针形，全缘，两面均无毛。花萼钟状，先端3～5裂；花冠漏斗状，先端5裂，裂片长卵形，与管部几等长，紫色，边缘具疏纤毛，管内雄蕊着生处上方具柔毛一轮；雄蕊5个，花丝通常伸出；雌蕊1个，子房长圆形，花柱细，柱头头状。浆果卵形或长圆形，深红色或橘红色。种子多数，肾形而扁，棕黄色。

采集与使用

采集加工： 夏、秋果实成熟时采摘，除去果柄，置阴凉处晾至果皮起皱纹后，再暴晒至外皮干硬、果肉柔软即得。遇阴雨可用微火烘干。

药用功效： 滋肾、润肺、补肝、明目，治肝肾阴亏、腰膝酸软、头晕、目眩、目昏多泪、虚劳咳嗽、消渴、遗精。

用药部位： 干燥成熟果实。

使用方法： 煎汤内服，熬膏，浸酒，也可入丸、散；外用时煎水洗或捣汁滴眼。

药材性状

果皮柔韧，皱缩；果肉肉质，柔润。气微，味甜。

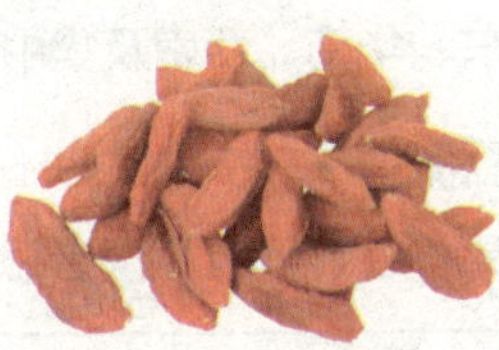

生长习性

生长于山坡、田埂或丘陵地带。主产于宁夏、新疆、内蒙古，其中宁夏产的最好。

药用宜忌

外邪实热、脾虚有湿及泄泻者忌服。

女贞子

别名 女贞实，冬青子，爆格蚤，白蜡树子，鼠梓子。

来源 为木樨科女贞的果实。

性味 平，苦、甘。

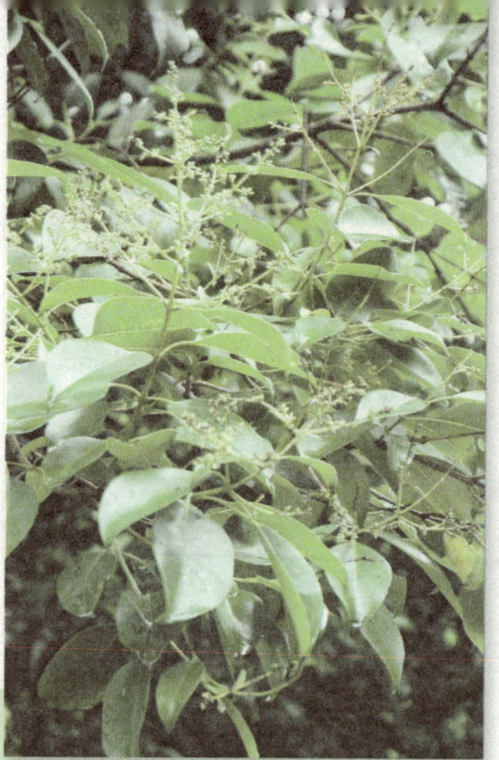

识别特征

常绿大灌木或小乔木，高达 10 余米。树皮灰色至浅灰褐色，枝条光滑，具皮孔。叶对生，叶柄长 1 ~ 2 厘米，上面有槽；叶片革质，卵形至卵状披针形，全缘，上面深绿色，有光泽，下面淡绿色。圆锥花序顶生；总花梗长约 4 厘米，或无；苞片叶状，线状披针形，无柄，早落，小苞卵状三角形；小花梗极短或几无；花萼钟状，4 浅裂；花冠管约与裂片等长，裂片 4 片，长方卵形，白色。浆果状核果，长椭圆形，长 6 ~ 12 毫米，幼时绿色，熟时蓝黑色。种子 1 ~ 2 枚，长椭圆形。

采集与使用

采集加工：冬季果实成熟时采摘，除去枝叶晒干，或将果实略熏后，晒干；或置热水中烫过后晒干。

药用功效：补肝肾、强腰膝，治阴虚内热、头晕、目花、耳鸣、腰膝酸软、须发早白。

用药部位：干燥成熟果实。

使用方法：煎汤内服，熬膏，也可入丸剂；外用时熬膏点眼。

药材性状

本品质坚，体轻，仁椭圆形，两端尖，外面紫黑色，里面灰白色。无臭，味甘而微苦涩。

生长习性

生长于山野，多栽植于庭园。分布于华东、华南、西南及华中各地。

药用宜忌

脾胃虚寒泄泻及阳虚者忌服。

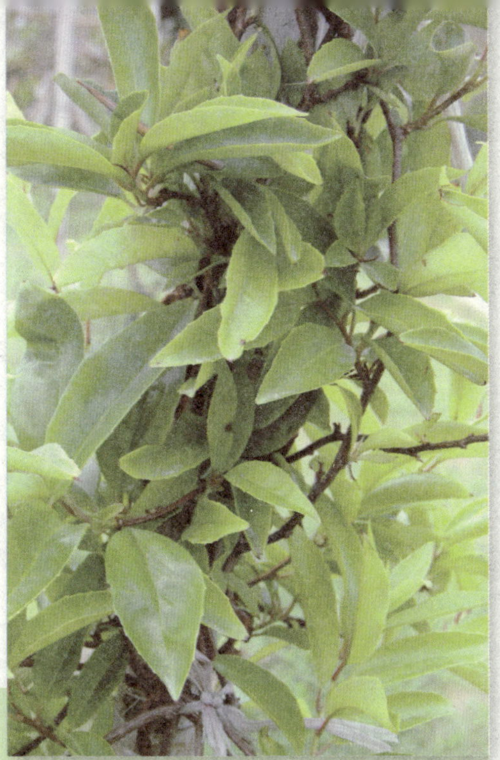

五味子

别名 五梅子，北五味子，辽五味子，南五味子，西五味子，玄及。

来源 为五味子科五味子属植物五味子的果实。

性味 温，酸、甘。

识别特征

落叶木质藤本，长达8米。茎皮灰褐色，皮孔明显，小枝褐色，稍具棱角。叶互生，柄细长；叶片薄而带膜质；卵形、阔倒卵形以至阔椭圆形，先端尖，基部楔形、阔楔形至圆形，边缘有小齿牙，上面绿色，下面淡黄色，有芳香。花单性，雌雄异株；雄花具长梗，花被6～9个，椭圆形，雄蕊5个，基部合生；雌花花被6～9个，雌蕊多数，螺旋状排列在花托上。浆果球形，直径5～7毫米，成熟时呈深红色，内含种子1～2枚。

采集与使用

采集加工： 秋季果实成熟时采摘，晒干或蒸后晒干，除去果梗及杂质。

药用功效： 收敛固涩、益气生津、补肾宁心，主治肺虚喘嗽、自汗、盗汗、慢性腹泻、痢疾、遗精、神经衰弱、失眠健忘、四肢乏力、急慢性肝炎、视力减退及孕妇临产子宫收缩乏力等症。

用药部位： 干燥成熟果实。

使用方法： 煎服，研末服，泡茶服。

药材性状

干燥果实略呈球形或扁球形。果肉气微弱而特殊，味酸。种子破碎后有香气，味辛而苦。

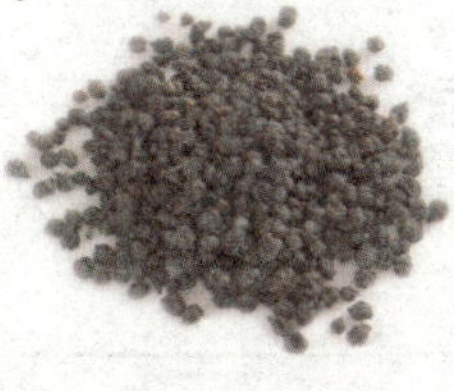

生长习性

生于阳坡杂木林中，缠绕在其他植物上。分布于东北、华北、湖北、湖南、江西、四川等地。

药用宜忌

外有表邪、内有实热，或咳嗽初起、痧疹初发者忌服。

乌梅

别名 梅实，梅干。

来源 蔷薇科乔木梅的近成熟果实。

性味 平，酸、涩。

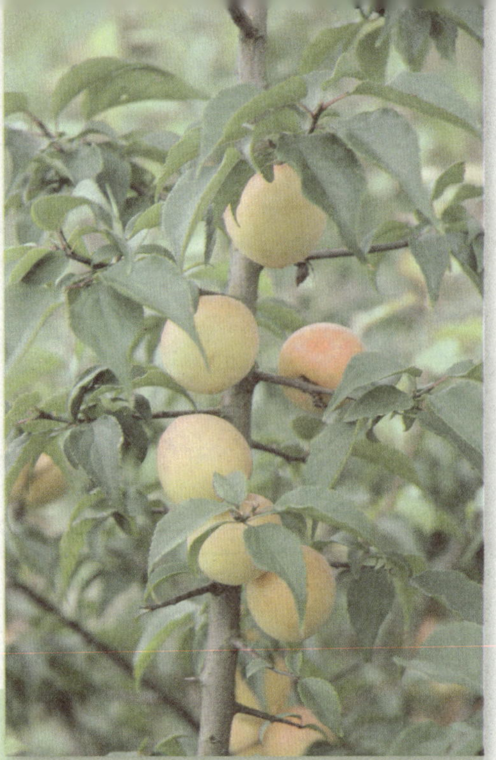

识别特征

落叶小乔木，高可达 10 米。树皮淡灰色或淡绿色，多分枝。单叶互生；有叶柄，通常有腺体；嫩枝上叶柄基部有线形托叶 2 片，托叶边缘具不整齐的细锐锯齿；叶片卵形至长圆状卵形。花单生或 2 朵簇生，白色或粉红色，芳香，通常先叶开放，有短梗；苞片鳞片状，褐色；萼筒钟状，裂片 5 片，基部与花托合生；花瓣单瓣或重瓣，通常 5 片，阔倒卵形，雄蕊多数，生于花托边缘；雌蕊 1 个，子房密被毛，花柱细长，弯曲。核果球形，一侧有浅槽，被毛，绿色，熟时黄色，核硬，有槽纹。

生长习性

喜温暖湿润的气候，具有一定的耐寒性。

药用宜忌

外有表邪或内有实热积滞者均不宜服。

采集与使用

采集加工： 夏季果实近成熟时采收，低温烘干后焖至色变黑。

药用功效： 敛肺、涩肠、生津、安蛔、退热，用于治疗肺虚久咳、久痢滑肠、虚热消渴、蛔厥呕吐腹痛、胆道蛔虫病。

用药部位： 干燥近成熟果实。

使用方法： 煎汤内服，也可入丸、散；外用时煅存性研干撒或调敷。

药材性状

本品核坚硬，棕黄色，内含淡黄色种仁 1 粒，果肉质柔软。气特异，味极酸。

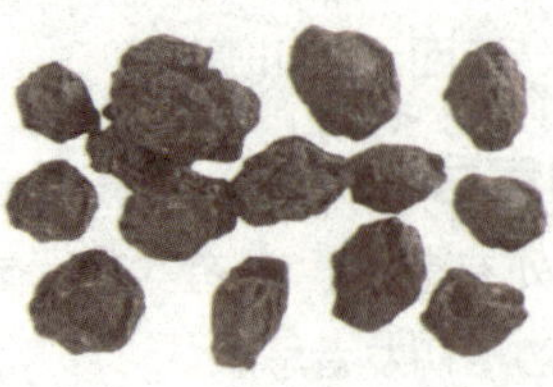

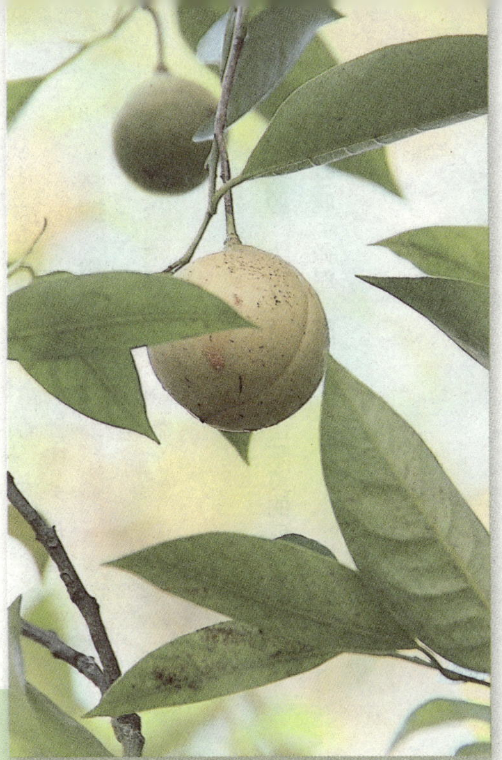

肉豆蔻

别名 迦拘勒，豆蔻，肉果。

来源 肉豆蔻科植物肉豆蔻的干燥种仁。

性味 温，辛。

识别特征

常绿乔木，高可达20米。叶互生；椭圆状披针形或长圆状披针形，革质，先端尾状，基部急尖，全缘，上面淡黄棕色，下面色较深，并有红棕色的叶脉；叶柄长6～12毫米。花雌雄异株；雄花的总状花序长2.5～5厘米；小苞片鳞片状；花疏生，黄白色，椭圆形或壶形，下垂；花药9～12个，连合成圆柱状有柄的柱。果实梨形或近于圆球形，下垂，淡红色或黄色，成熟后纵裂成2瓣，显出绯红色假种皮，种子长球形，种皮红褐色，木质。

采集与使用

采集加工： 4—6月与11—12月各采一次。早晨摘取成熟果实，剖开果皮，剥去假种皮，再敲脱壳状的种皮，取出种仁用石灰乳浸一天后，缓火焙干。

药用功效： 温中、下气、消食、固肠，治心腹胀痛、虚泻冷痢、呕吐、宿食不消。

用药部位： 干燥种仁。

使用方法： 煎汤内服，也可入丸、散。

药材性状

本品质坚硬。在宽端有凹孔，其中可见干燥皱缩的胚。气芳香而强烈，味辣而微苦。

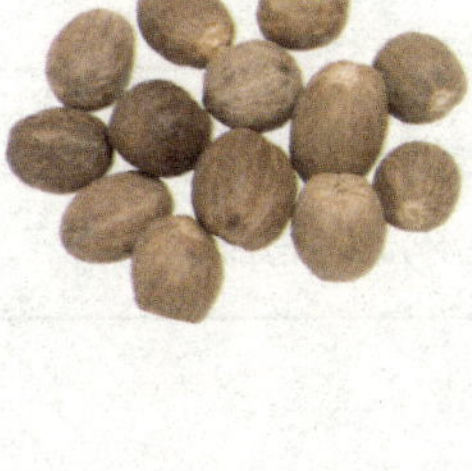

生长习性

热带地区广为栽培。分布于马来西亚、印度尼西亚、巴西等地。

药用宜忌

大肠素有火热及中暑热泄暴注者不宜服用。

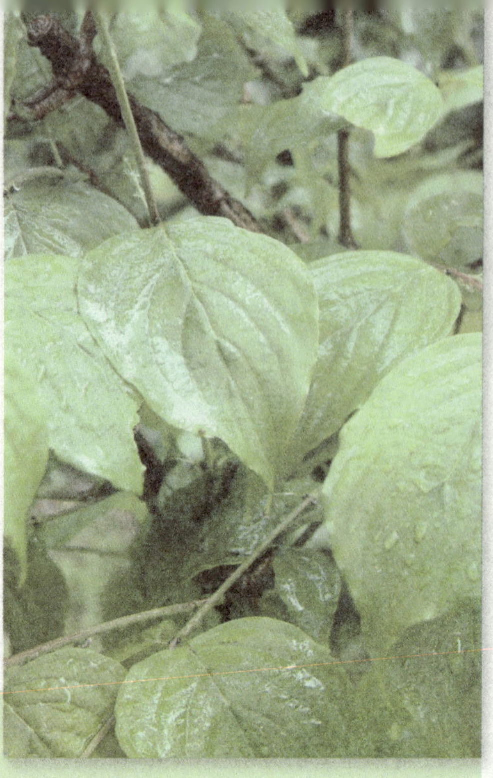

山茱萸

别名 山萸肉，药枣，枣皮。

来源 为山茱萸科植物山茱萸的成熟果肉。

性味 微温，酸。

采集与使用

采集加工： 秋末冬初果皮变红时采收果实。用文火烘或置沸水中略烫后，及时除去果核，干燥。

药用功效： 补益肝肾、涩精止汗，用于治疗肝肾不足之腰酸遗精、头晕目眩、月经过多及尿频、自汗等症。

用药部位： 干燥成熟果肉。

使用方法： 煎汤内服，也可入丸、散。

药材性状

果肉表面紫红色至紫黑色，皱缩，有光泽，质柔软。气微，味酸、涩、微苦。

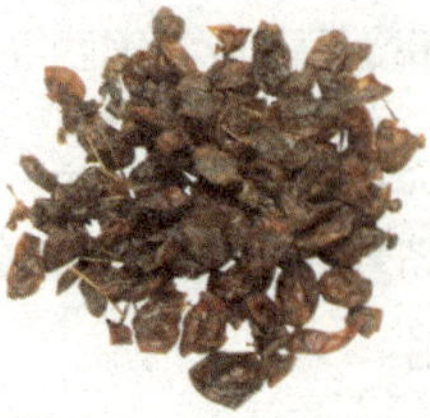

识别特征

落叶小乔木或灌木，高 4 ~ 7 米。老枝黑褐色，嫩枝绿色。叶地生，卵形至长椭圆形，长 5 ~ 10 厘米，宽 2.5 ~ 5.5 厘米，先端渐尖，基部楔形，上面疏生平贴毛，下面毛较密，侧脉 6 ~ 8 对，脉腋间有黄褐色毛丛；有叶柄。花先叶开放，伞形花序生于小枝顶端；总苞片 4 片，黄绿色；花瓣 4 片，黄色；雄蕊 4 个；花盘环状，肉质；子房下位，2 室。核果椭圆形，熟时深红色。

生长习性

生于阴湿沟畔、溪旁或向阳山坡灌丛中。

药用宜忌

凡命门火炽、强阳不痿、素有湿热、小便淋涩者忌服。

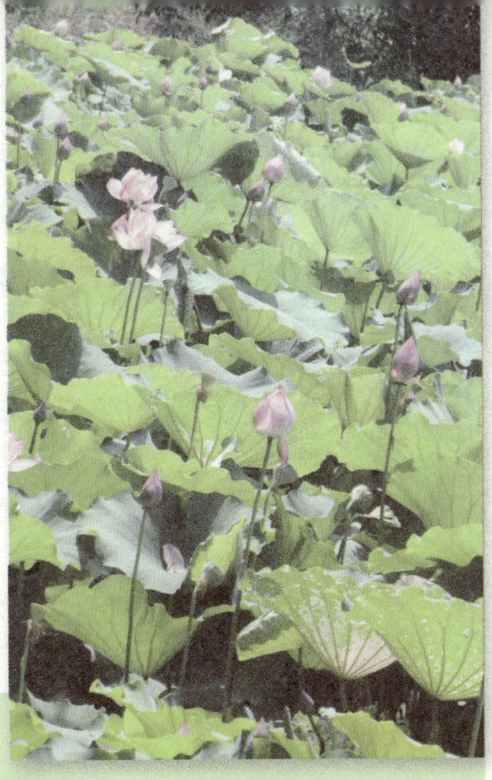

莲子

别名 藕实，水芝丹，莲实，泽芝，莲蓬子。

来源 睡莲科植物莲的干燥成熟种子。

性味 平，甘、涩。

采集与使用

采集加工： 秋末冬初割取莲房，取出果实，晒干；或收集坠入水中、沉于汙泥内的果实，洗净、晒干。或除去果壳后晒干。经霜老熟而带有灰黑色果壳的称为“石莲子”；除去果壳的种子称为“莲肉”。

药用功效： 养心、益肾、补脾，治夜寐多梦、遗精、淋浊、久痢、虚泻、妇人崩漏带下。

用药部位： 干燥种仁。

使用方法： 煎汤内服，也可入丸，散。

药材性状

种仁表面浅黄棕色至红棕色，质硬。种皮薄，不易剥离。无臭，味甘、微涩。

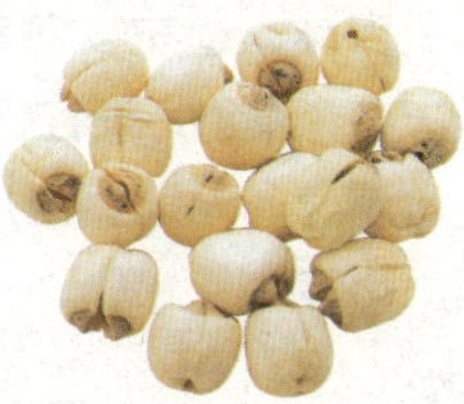

识别特征

多年生水生草本。根茎肥厚横走，节部缢缩，中空而有许多条纵行的管，生有鳞叶与不定根。叶片圆盾形，全缘，稍呈波状；叶柄着生于叶背中央，圆柱形，中空，表面散生刺毛。花大，单一，顶生，粉红色或白色；萼片4或5，绿色；花瓣多数，长圆状椭圆形至倒卵形；雄蕊多数，早落，花药线形，黄色；心皮多数，埋藏于花托内，花托倒圆锥形，顶部平，有小孔20～30个，每个小孔内有1椭圆形子房。坚果椭圆形或卵形，果皮坚硬、革质。

生长习性

自生或栽培于池塘内。我国大部分地区有分布。

药用宜忌

中满痞胀及大便燥结者忌服。

芡实

别名 卵菱，南芡实，北芡实，鸡头果，鸡头米，鸡头实，鸡头包。

来源 睡莲科芡实的成熟种仁。

性味 平，甘。

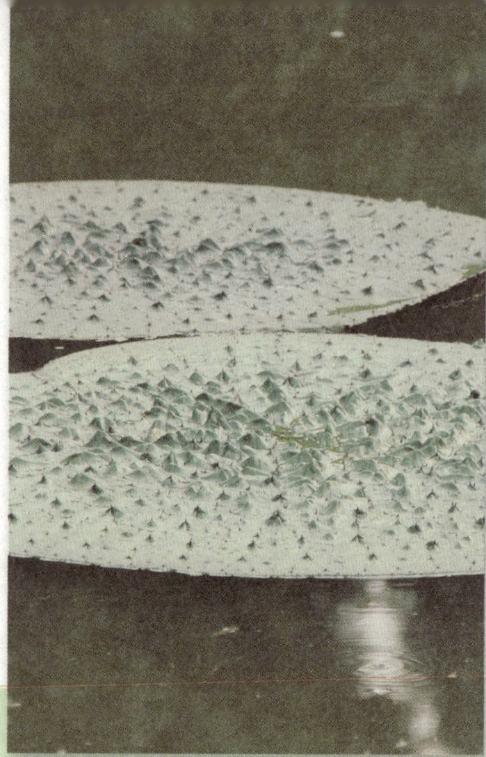

识别特征

一年生水生草本，具白色须根及不明显的茎。初生叶沉水，箭形；后生叶浮于水面，叶柄长，圆柱形中空，表面生多数刺，叶片椭圆状肾形或圆状盾形，表面深绿色，有蜡被，具多数隆起。花单生；花梗粗长，多刺，伸出水面；萼片 4 片，直立，披针形，肉质，外面绿色，有刺，内面带紫色；花瓣多数，分 3 轮排列，带紫色；雄蕊多数；子房半下位，8 室，无花柱，柱头红色。浆果球形，海绵质，污紫红色，外被皮刺，上有宿存萼片。种子球形，黑色，坚硬，具假种皮。

生长习性

生于池沼湖泊中。分布于黑龙江、吉林、辽宁、河北、河南、山东、江苏，安徽、浙江、福建、江西、广西、湖南、湖北、四川、广东、云南及贵州等地。

采集与使用

采集加工： 秋末冬初采收成熟果实，去果皮，取种仁，再去硬壳、晒干。

药用功效： 益肾固精、健脾止泻、除湿止带，主治遗精、滑精、带下病。

用药部位： 干燥种仁。

使用方法： 煎汤内服，也可入丸、散。

药材性状

种仁质硬而脆，破开后，断面不平，色洁白，粉性。无臭，味淡。

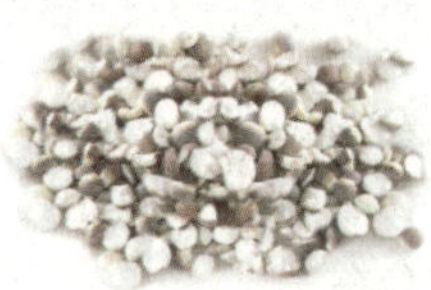

药用宜忌

凡外感前后、疟痢疳痔、气郁痞胀、溺赤便秘、食不运化及新产后皆忌食。